TOUT FAIRE SOI-MÊME

ASTUCES ÉCOLO

TEXTES, PHOTOS ET MISE EN PAGES
Raphaële Vidaling

Tana
éditions

À DÉCOUVRIR DANS LA MÊME COLLECTION

- *Cuisine*
- *Cosmétiques*
- *Produits d'entretien*
- *Remèdes*
- *Goûters et petits déjeuners*
- *Bien-être*
- *Zéro budget*

ainsi que le gros livre initial

- *Tout faire soi-même*

et l'almanach

- *Cette année, je fais tout moi-même*

Tana S'ENGAGE

TANA est un éditeur qui s'engage pour la préservation de l'environnement et qui utilise du papier issu de forêts bien gérées certifiées FSC® et d'autres sources contrôlées.

Ce livre a été imprimé en France par un imprimeur certifié Imprim'Vert® avec des encres végétales. La couverture ne comprend pas de pelliculage contenant du plastique.

ISBN : 979-10-30102-97-0
Dépôt légal : septembre 2019
Imprimé en France par Pollina en janvier 2020 - 92752

Site de l'auteure : raphaelevidaling.fr

Rejoignez-nous sur :
www.tana.fr

MIXTE
Papier issu de sources responsables
FSC® C003309
FSC www.fsc.org

SOMMAIRE

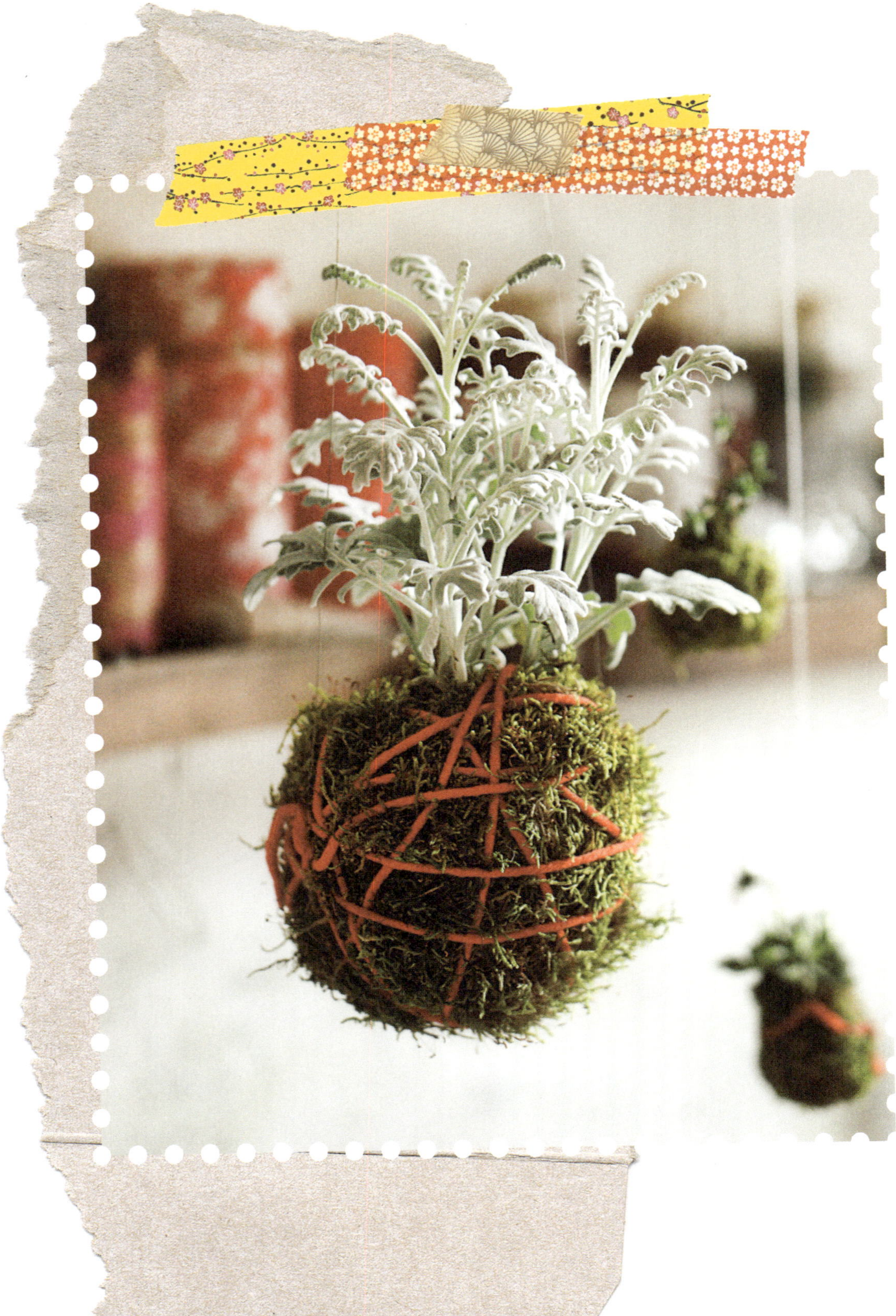

INTRODUCTION

Qu'est-ce que ça veut dire « être écolo » ? Selon le dictionnaire, c'est œuvrer pour la conservation des ressources naturelles et la préservation des écosystèmes, et veiller à marquer l'environnement d'un impact aussi faible que possible. S'y tenir dans ses choix de vie, c'est donc réduire la consommation de biens fabriqués à l'échelle industrielle pour leur préférer l'artisanat, éviter l'usage de matériaux et d'ingrédients susceptibles de dégrader la nature et, de façon plus générale, accepter l'idée de la décroissance au nom d'une « sobriété heureuse ». C'est donc aussi remplacer en partie la jouissance de l'avoir par celle du faire.

C'est dans ce sens qu'a été conçue la collection « Tout faire soi-même ». Elle nourrit le fantasme d'autonomie : se libérer d'une addiction aux produits du commerce chantés par la publicité, fondatrice du système capitalisme tout entier, pour se découvrir capable de fabriquer les choses de ses propres mains... en attendant de savoir s'en passer.

Dans cette démarche, on privilégie la débrouille plutôt que la norme, la créativité plutôt que la perfection, l'adaptation aux moyens du bord plutôt que le respect des règles. Contre le principe d'obsolescence programmée, responsable de tas de déchets honteux pour l'humanité et lourds pour la planète, elle propose au contraire de lutter contre le gâchis en faisant feu de tout bois : recycler plutôt que jeter, fabriquer plutôt qu'acheter, réparer plutôt que détruire. Et introduire le moins possible de matériaux polluants ayant nécessité le recours à des dérivés du pétrole.

Dans cette optique, on commence par limiter les déchets : on évite l'usage de tout ce qu'on a appris à considérer comme jetable après usage pour préférer des substituts réutilisables : toile cirée plutôt que film alimentaire, sacs en tissu plutôt qu'en plastique pour faire des achats en vrac plutôt que conditionnés en boîtes ou en sachets, lingettes et serviettes hygiéniques lavables, etc. Faire soi-même ses cosmétiques et ses produits d'entretien, c'est également limiter la production industrielle de flacons et de bidons : déodorant, shampoing, détergents de toutes sortes... Quand emballages il y a, on cherche à les réutiliser : éponges en filets de légumes, lampe en boîtes cartonnées, ferme-sac ou déshumidificateur en bouteille de plastique...

Enfin, c'est réduire le recours aux énergies coûteuses pour l'environnement au profit de celles qu'offrent la nature et le bon sens : prolonger ses cuissons grâce au principe de la marmite norvégienne (c'est-à-dire un bon isolant), capter l'énergie solaire pour bricoler une douche, troquer le rêve de Jacuzzi électrique pour une simple baignoire d'extérieur au feu de bois, utiliser habilement les pots en terre cuite pour fabriquer, selon la saison, soit un réfrigérateur passif soit un petit chauffage à la bougie, ou encore découvrir les vertus économiques du rocket stove.

Toutes sortes de solutions qui rendent heureux selon le principe de faire plus avec moins !

DANS LA CUISINE

Comment faire

un bee wrap

de la toile cirée maison

L'EMBALLAGE ÉCOLOGIQUE QUI A LE VENT EN POUPE : RÉUTILISABLE, IL ÉVITE L'USAGE DE FILM ALIMENTAIRE OU DE PAPIER D'ALUMINIUM. IL S'AGIT DE TOILE CIRÉE AU SENS LITTÉRAL : UN BOUT DE TISSU IMPRÉGNÉ DE CIRE, RENDU AINSI IMPERMÉABLE ET LAVABLE.

LA MÉTHODE CLASSIQUE

Le bee wrap tire son nom des abeilles (bees) : quand on le réalise dans les règles de l'art, on parsème le tissu de petites pastilles de cire d'abeille, puis on le passe au four.

Mon avis après avoir testé : j'ai trouvé que ça marchait moins bien. Il est difficile de bien répartir la cire partout sans en mettre trop, et puis ça jaunit fortement le tissu. Le fond de bougie frotté me semble plus efficace et incolore. J'ai tout simplement pris une demi-bougie chauffe-plat.

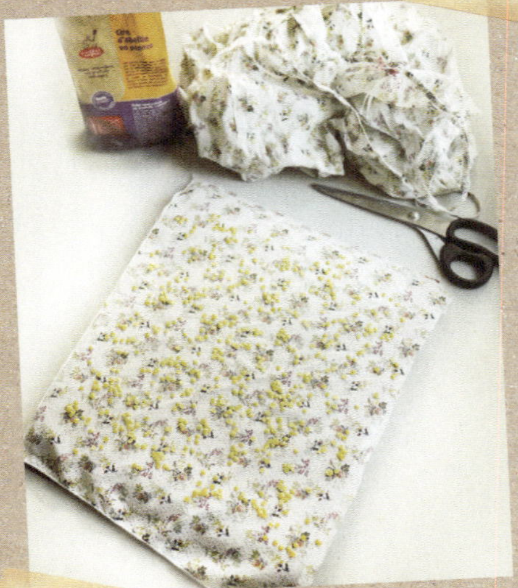

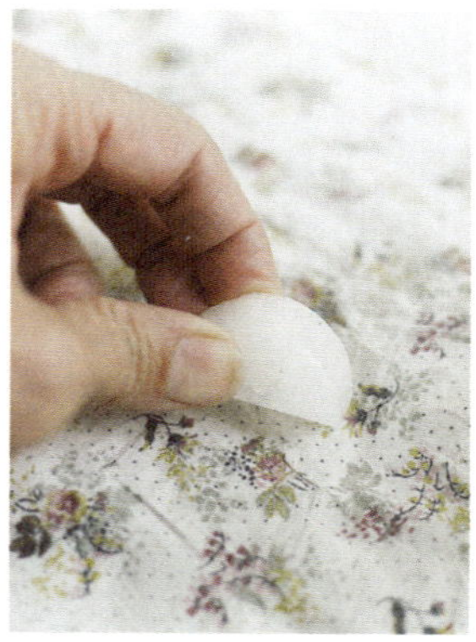

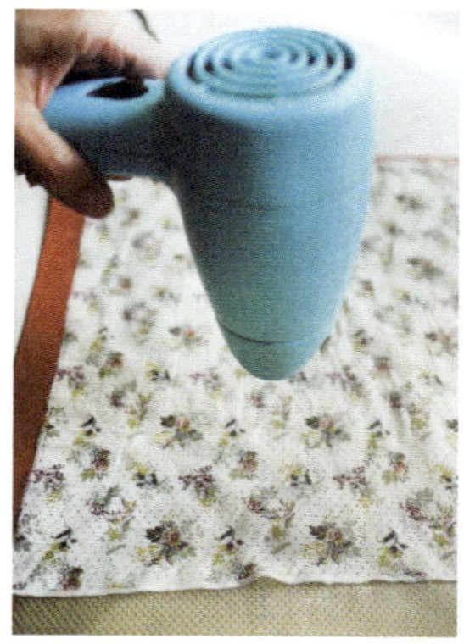

MATÉRIEL

- UN COUPON DE TISSU DE COTON LÉGER (UNE CHEMISETTE TROP PETITE OU ABÎMÉE, PAR EXEMPLE)
- UN RESTE DE BOUGIE
- UN SÈCHE-CHEVEUX

1 Frotter intensément le morceau de bougie sur le coupon de tissu, recto verso, pour l'enduire de cire.

2 Poser le tissu sur un fond facile à nettoyer et passer le sèche-cheveux à quelques centimètres du tissu afin de faire fondre la cire. Au besoin, replier le tissu sur lui-même et renouveler l'opération de fonte, afin que la cire soit bien répartie partout, y compris sur les bords.

3 Dès que la cire a séché, la toile est utilisable. On peut protéger son goûter : la matière est juste assez rigide et collante pour que l'emballage tienne fermé facilement. Ensuite, il suffit de passer un coup d'éponge pour la nettoyer.

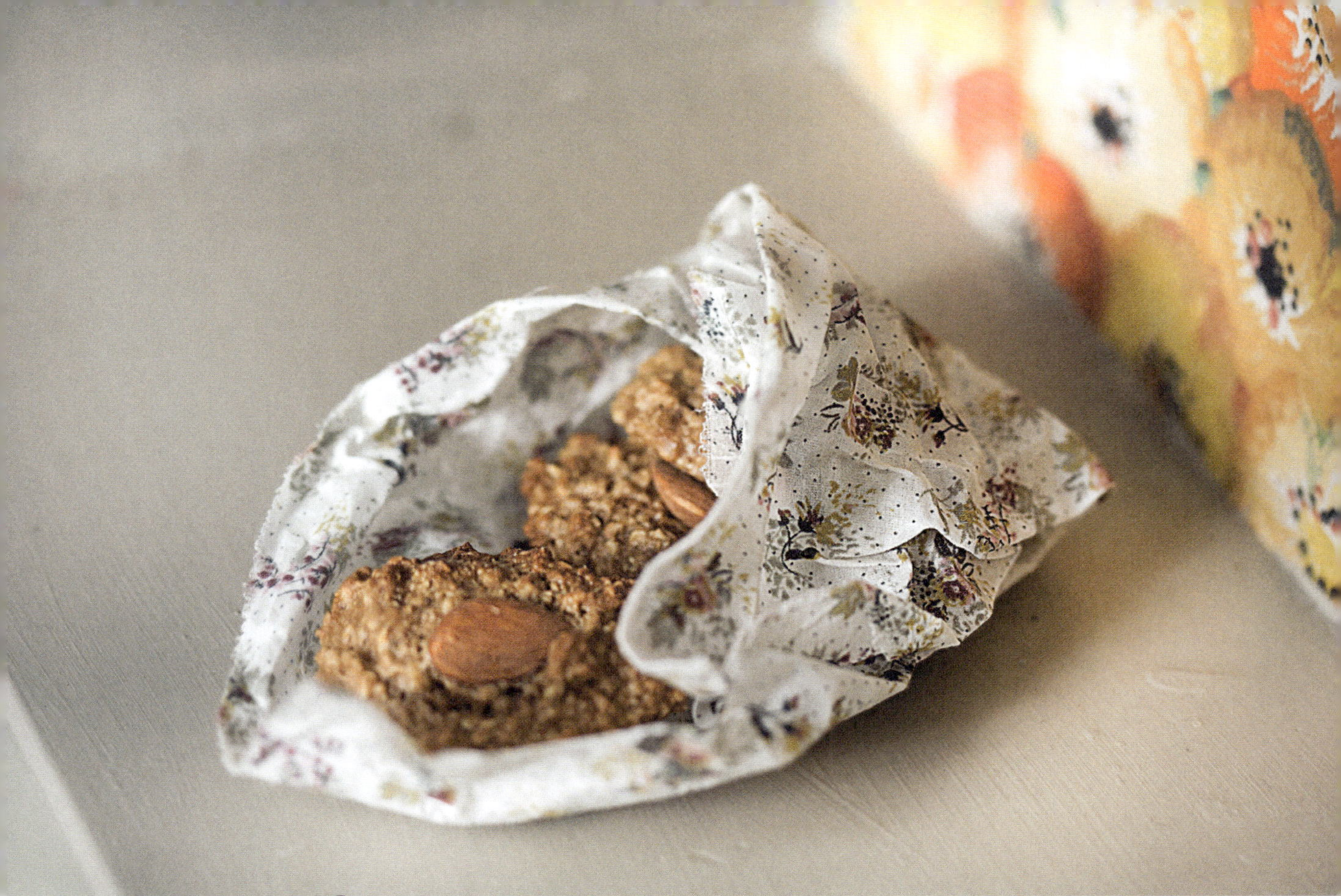

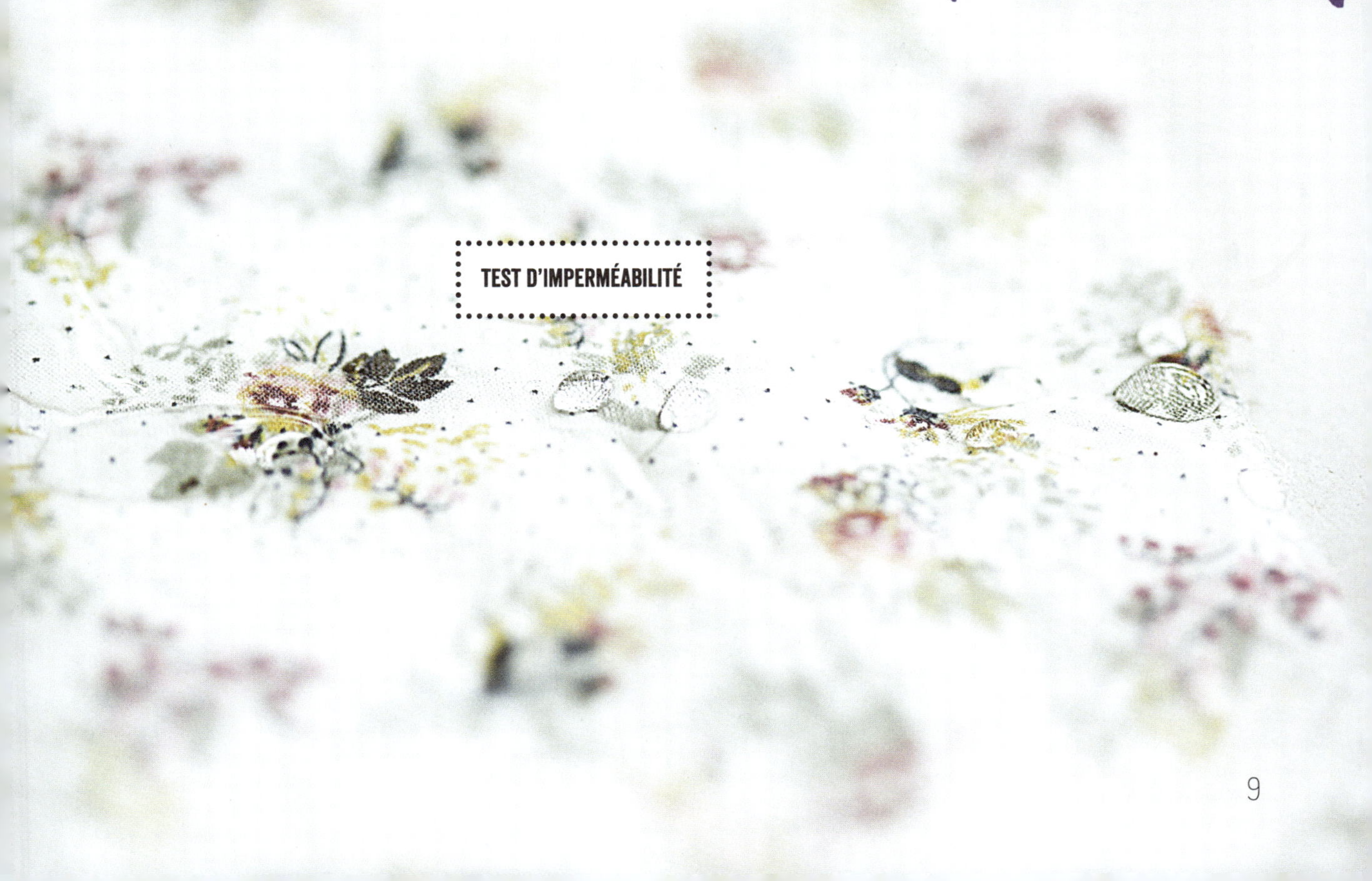

TEST D'IMPERMÉABILITÉ

Comment fabriquer un couvercle alimentaire

QUOI DE PLUS PRATIQUE POUR PRÉSERVER LES RESTES DE NOURRITURE QU'UNE CHARLOTTE DE TISSU LAVABLE PLUTÔT QU'UN COUVERCLE EN PLASTIQUE OU EN FILM ALIMENTAIRE ? LA TOILE CIRÉE EST RÉALISÉE SELON LA TECHNIQUE EXPLIQUÉE P. 8 ET L'ÉLASTIQUE DE LA CHARLOTTE EST ASSURÉ PAR LA CEINTURE D'UN COLLANT FILÉ. UNE ASTUCE À PAS CHER POUR COUTURIÈRE DÉBUTANTE.

MATÉRIEL

- UN RESTE DE BOUGIE
- UN COUPON DE TISSU DE COTON LÉGER
- UN VIEUX COLLANT FIN
- DU FIL ET UNE AIGUILLE

1 Retourner le saladier que l'on souhaite recouvrir sur le tissu. Découper un cercle du diamètre du saladier augmenté d'un bord de 3 cm tout autour.

2 Procéder comme indiqué p. 8 pour faire de la toile cirée : frotter une bougie sur le tissu et faire fondre la cire au sèche-cheveux.

3 Découper une bande de 2 cm dans la ceinture du collant. En ceindre le saladier au niveau du bord du couvercle de toile cirée.

4 Épingler puis coudre ce bandeau élastique sur la toile cirée.

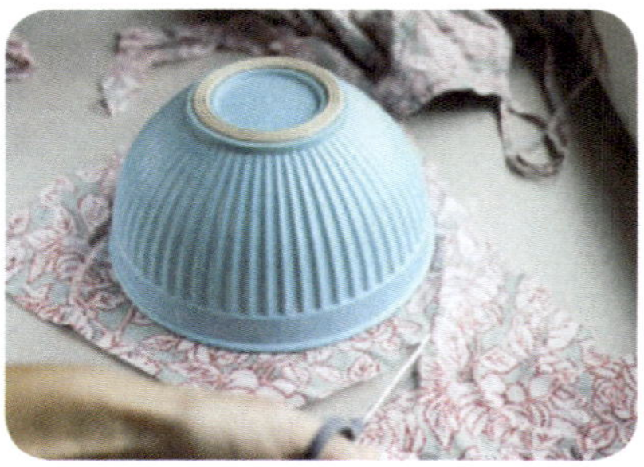

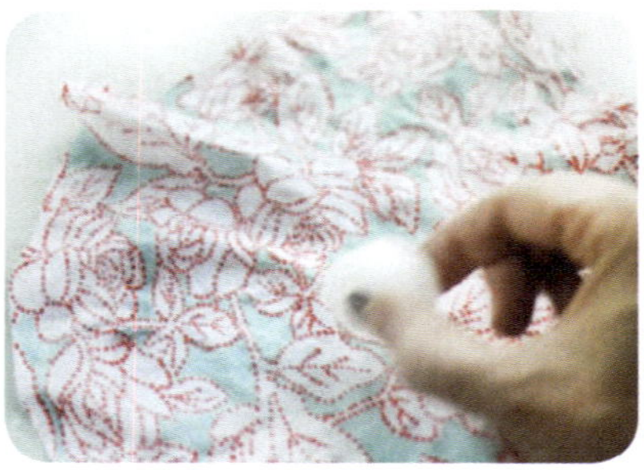

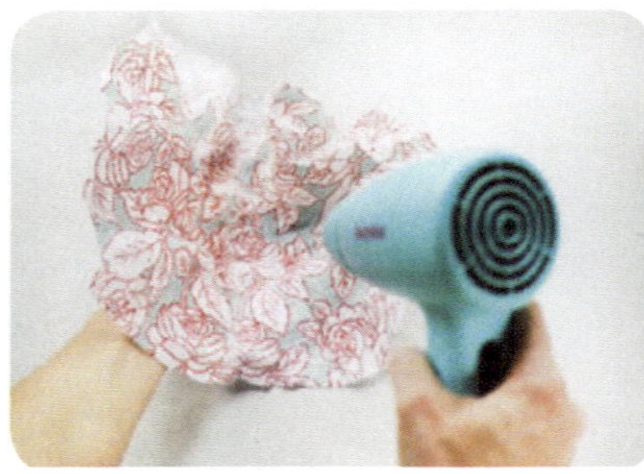

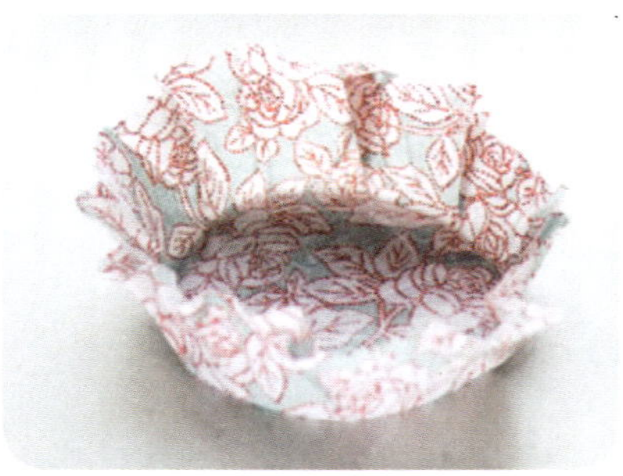

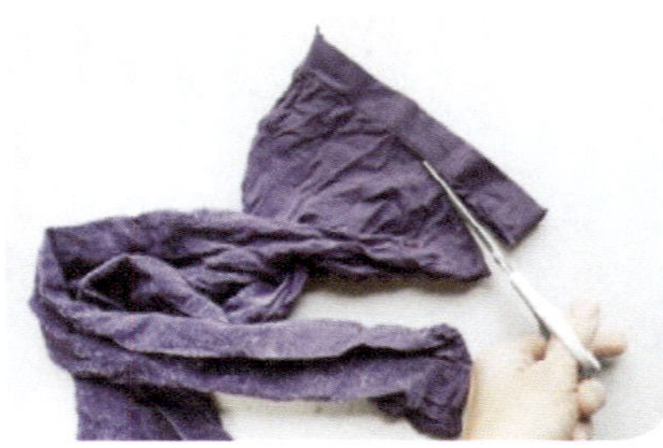

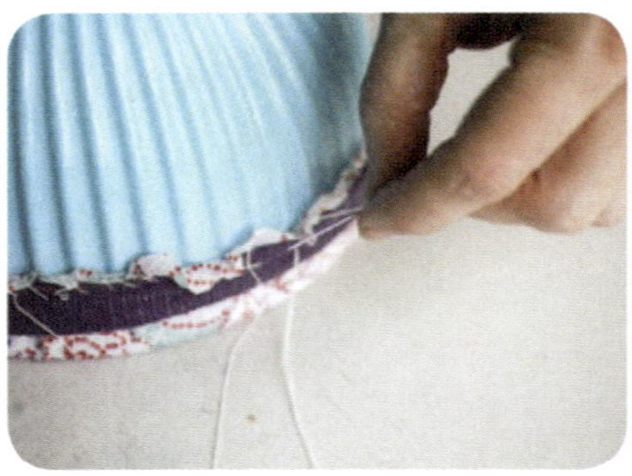

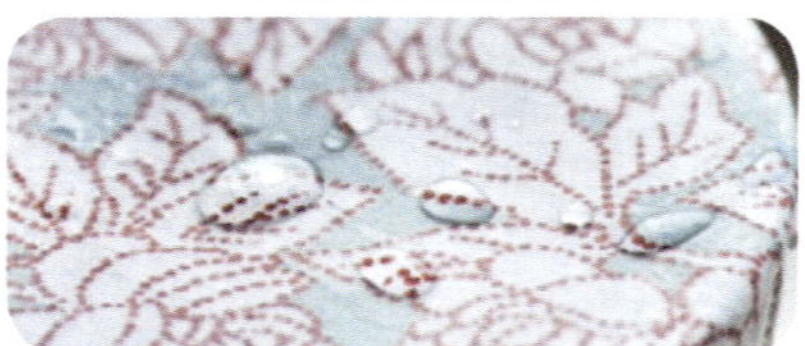

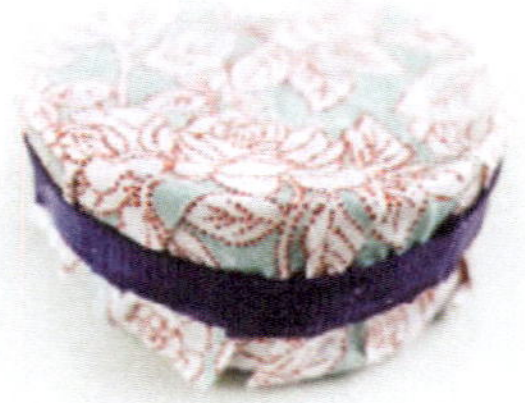

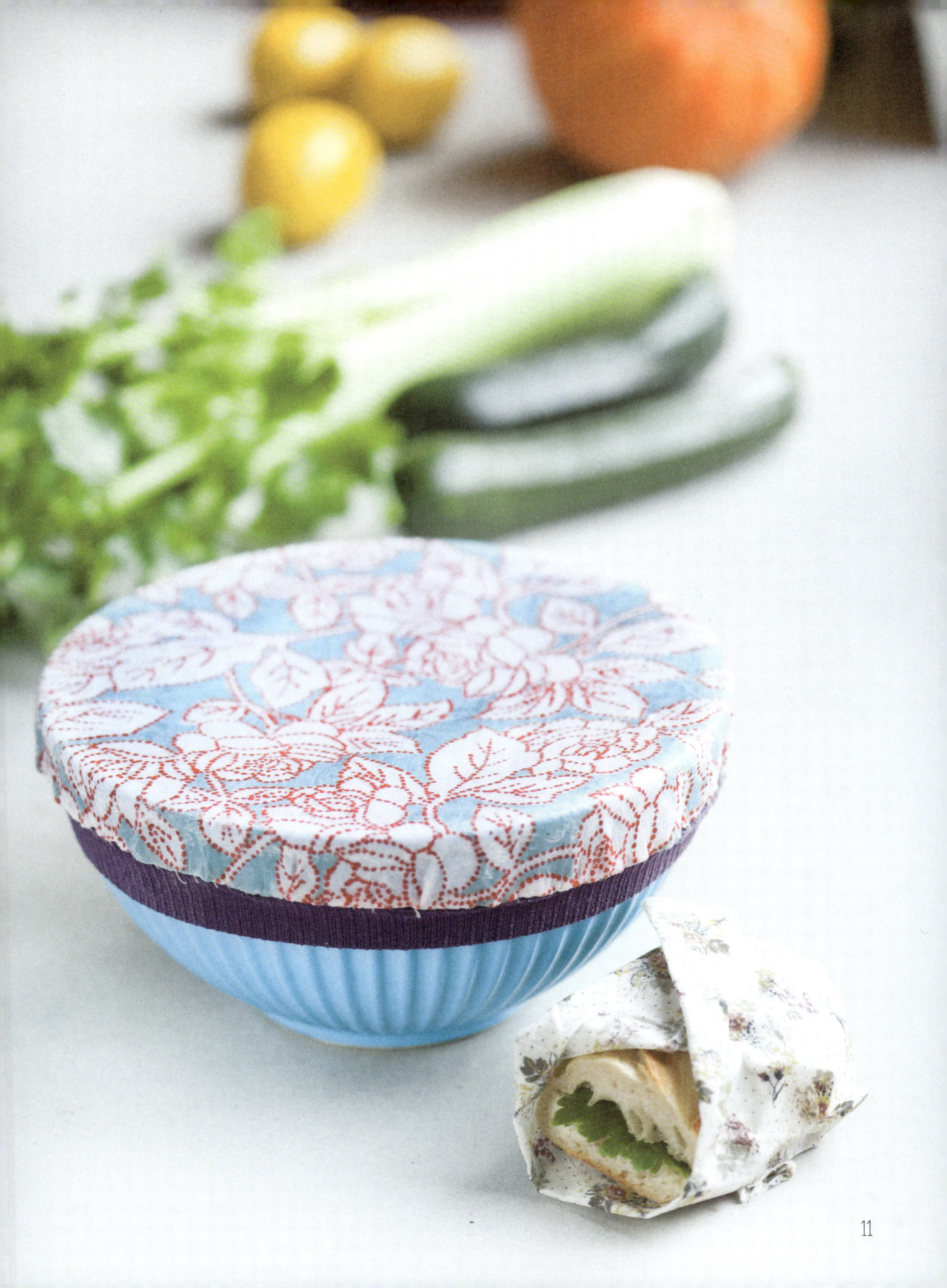

COMMENT FABRIQUER une marmite norvégienne

IL NE S'AGIT PAS D'UN OBJET PARTICULIER, MAIS PLUTÔT D'UN PROCÉDÉ DE CUISSON LENTE QUI PEUT VOUS CHANGER LA VIE. IL CONSISTE TOUT SIMPLEMENT À RÉDUIRE LE TEMPS DE CUISSON SUR LE FEU DES PLATS MIJOTÉS (CURRY, RATATOUILLE, SOUPE ET AUTRES FRICHTIS CUITS À L'EAU) ET À LAISSER LA CUISSON SE POURSUIVRE PASSIVEMENT DANS UN MATÉRIAU ISOLANT, QUI PEUT ÊTRE UNE SIMPLE COUVERTURE. UN PLAT CUISINÉ LE MATIN SERA ENCORE TIÈDE POUR LE DÎNER !

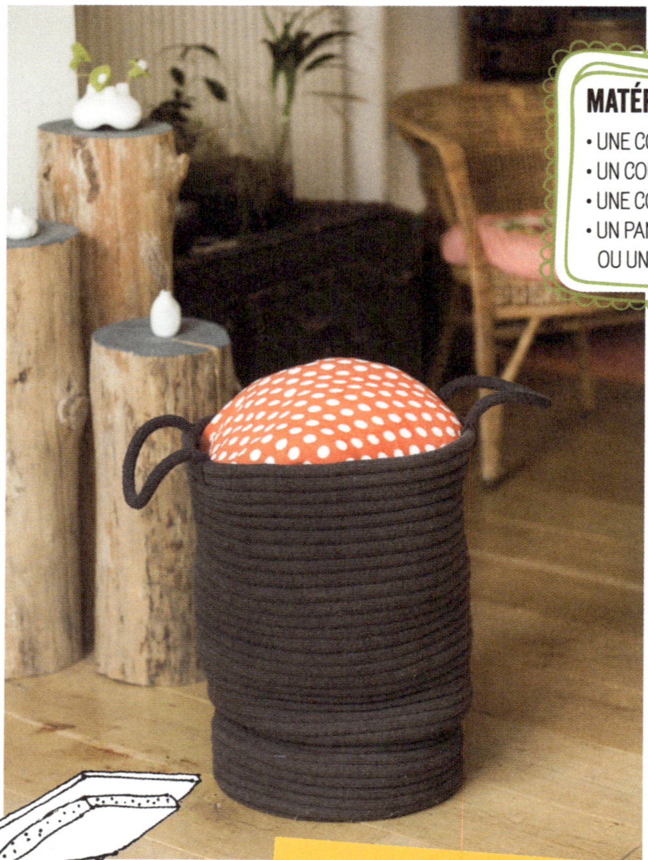

MATÉRIEL

- UNE COCOTTE
- UN COUVERCLE
- UNE COUVERTURE EN LAINE
- UN PANIER, UNE GLACIÈRE OU UNE CAISSE EN CARTON

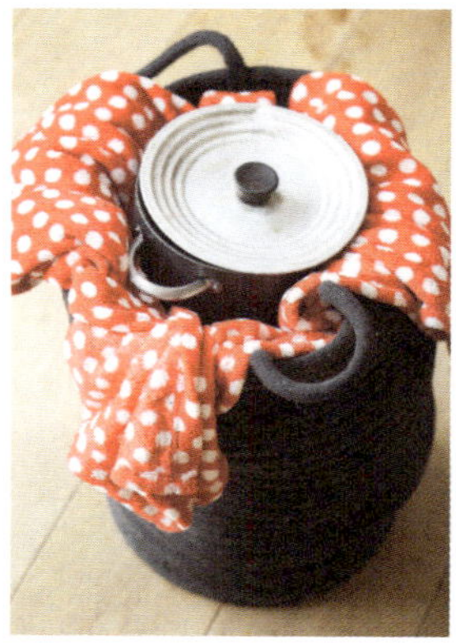

1 Garnir avec la couverture le panier, la glacière ou le carton.

2 Cuisiner dans la cocotte le plat mijoté choisi. Le maintenir à ébullition pendant quelques minutes (voir encadré).

3 Placer la cocotte avec son couvercle dans la couverture et rabattre celle-ci pour que la cocotte soit bien enveloppée de toutes parts.

4 Laisser la cuisson se poursuivre doucement mais sûrement. Déballer au moment de servir.

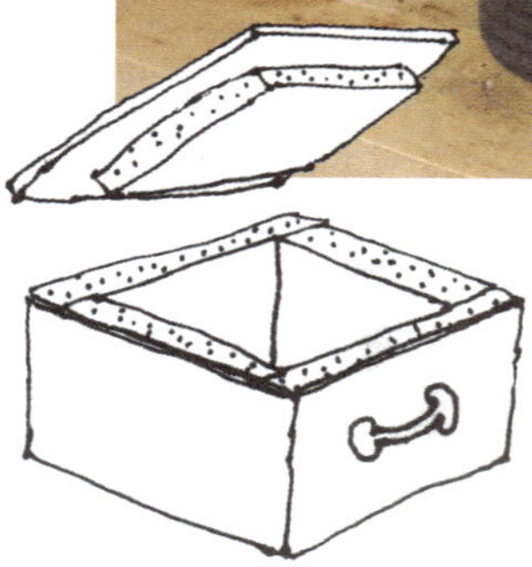

VERSION PRO

Consacrer un tiroir de la cuisine à ce procédé, en l'équipant sur toutes ses faces, couvercle compris, d'un isolant épais (qui peut être constitué de multiples couches de carton épais).

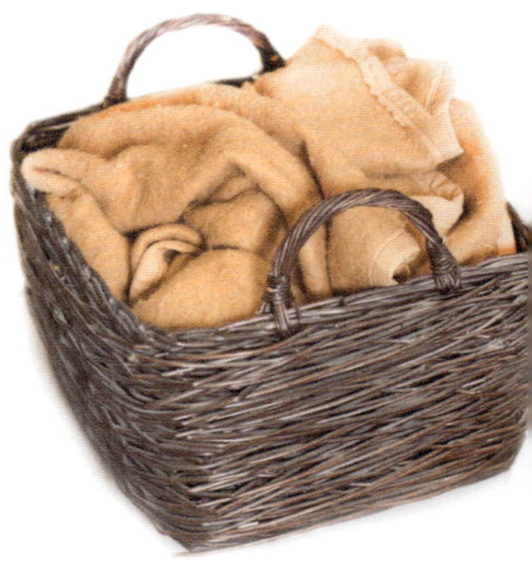

Comment fabriquer un éco-mijoteur

MATÉRIEL

- 2 DISQUES DE TISSU DE 1 M DE DIAMÈTRE
- 2 DISQUES DE TISSU DE 30 CM DE DIAMÈTRE
- DU MOLLETON OU UNE AUTRE GARNITURE ISOLANTE
- UNE CORDELETTE
- DES ÉPINGLES ET UNE GROSSE ÉPINGLE DE NOURRICE
- UNE CRAIE DE COUTURE
- UNE MACHINE À COUDRE

SUR CE MÊME PRINCIPE DE MARMITE NORVÉGIENNE, UNE VERSION PLUS ABOUTIE DE L'OBJET, POUR LES AMATEURS DE COUTURE. CE MODE DE CUISSON ÉCOLOGIQUE PERMET D'ÉCONOMISER 70 % DE L'ÉNERGIE DESTINÉE À CUIRE, SANS COMPTER CELLE QUI AURAIT SERVI À RÉCHAUFFER LE PLAT, SI ON CONSIDÈRE COMME UN BÉNÉFICE LA POSSIBILITÉ DE CUISINER À L'AVANCE.

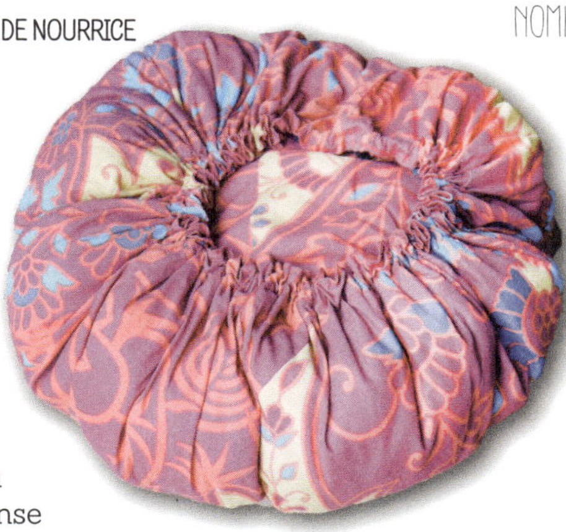

1 Poser les deux grands disques envers contre envers, tracer un cercle de 30 cm au milieu, épingler les tissus et les coudre ensemble sur ce tracé, en laissant de quoi passer une main.

2 Garnir ce fond avec du molleton de façon très dense et régulière (ce sera le socle du faitout, qui doit être stable), puis terminer la couture.

3 Tracer 8 rayons partant de ce cercle et les coudre en s'arrêtant à 3,5 cm du bord.

4 Remplir ces compartiments avec du molleton.

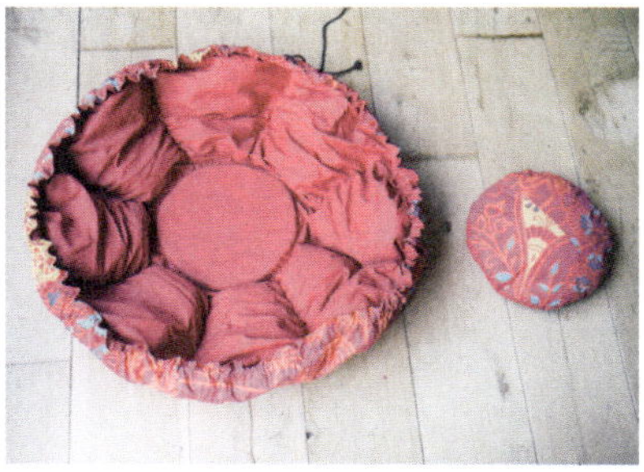

5 Épingler le pourtour des deux grands disques de façon à pouvoir les coudre ensemble à 3,5 cm du bord.

6 Replier de 1 cm vers l'intérieur chacun des deux tissus, les épingler ensemble (c'est la partie minutieuse du projet), puis les coudre en surpiqûre à 0,5 cm du bord extérieur (sauf les 3 derniers centimètres pour pouvoir passer la cordelette).

7 Piquer l'épingle de nourrice à l'extrémité de la cordelette et s'en aider pour la faire passer dans cet ourlet. On peut choisir de la garder longue ainsi (compter alors 3,3 m de cordelette) pour pouvoir ouvrir la corolle complètement, comme sur la photo, mais la cordelette peut être embarrassante une fois le mijoteur refermé. On peut aussi la couper plus courte, en position semi-fermée.

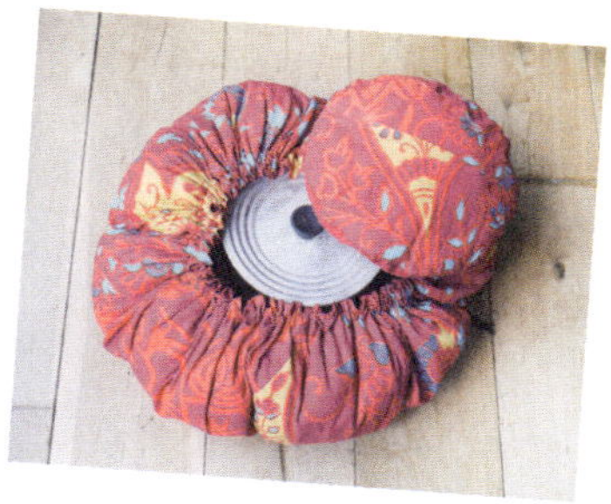

8 Pour faire le couvercle, coudre les deux petits disques de tissu endroit contre endroit en gardant une ouverture. Retourner, remplir de molleton et terminer la couture.

LES TEMPS DE CUISSON À LA MARMITE NORVÉGIENNE

Temps d'ébullition sur le feu : 1 minute pour les légumes émincés, de 5 à 10 minutes pour les légumes entiers, de 15 à 30 minutes pour les céréales et les légumineuses, puis mettre dans la marmite norvégienne (couverture ou éco-mijoteur) et compter environ le double du temps de cuisson classique – mais on peut laisser les plats beaucoup plus longtemps, surtout si on cuisine végétarien.

Soupe : 8 minutes d'ébullition + 30 minutes dans l'éco-mijoteur.

Légumes vapeur : dans une marguerite posée sur un fond d'eau, 3 minutes d'ébullition + 15 minutes dans l'éco-mijoteur.

Céréales complètes : 10 minutes d'ébullition + 1 heure dans l'éco-mijoteur.

Légumineuses : 1 nuit de trempage + 20 minutes d'ébullition + 1 heure dans l'éco-mijoteur.

Curry, ratatouille, couscous végétarien : 15 minutes d'ébullition + 2 heures (ou plus) dans l'éco-mijoteur.

Comment réaliser

une éponge tawashi

TAWASHI ? C'EST LE NOM QUE L'ON DONNE EN JAPONAIS À CES PETITS TISSAGES TRÈS FACILES À RÉALISER, QUI PERMETTENT DE RECONVERTIR DES VIEUX COLLANTS OU DES TEE-SHIRTS EN ÉPONGES BARIOLÉES. VOICI LA VERSION LA PLUS SIMPLE, EN CARTON. SI VOUS DEVENEZ FAN, VOUS FABRIQUEREZ VOTRE GABARIT EN BOIS, AVEC DES CLOUS À LA PLACE DES PUNAISES.

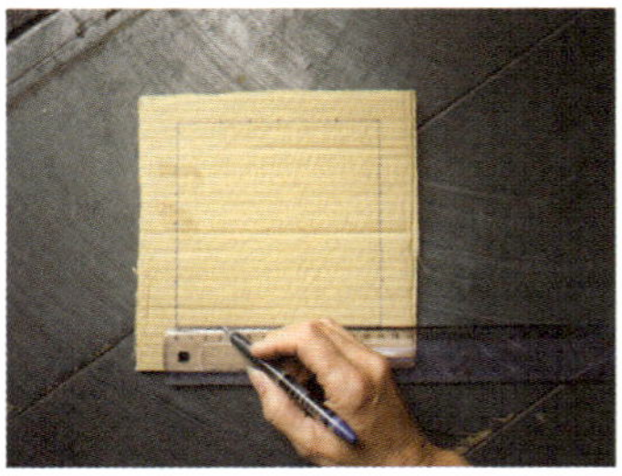

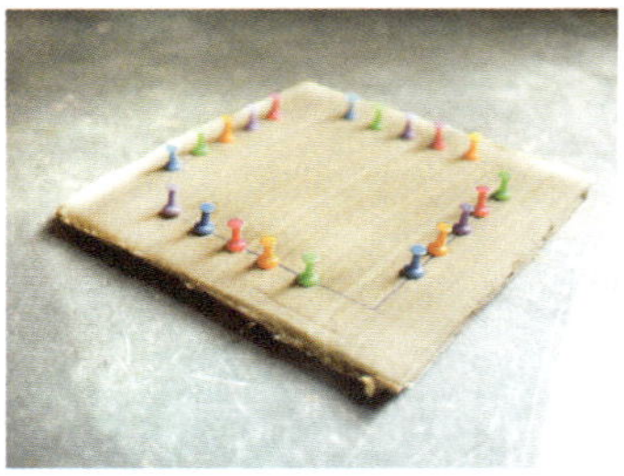

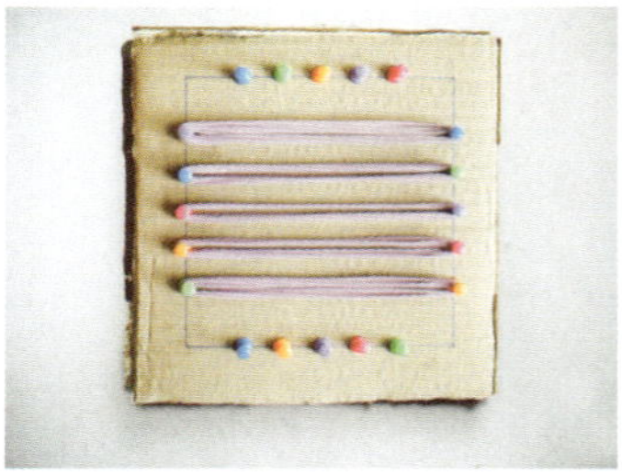

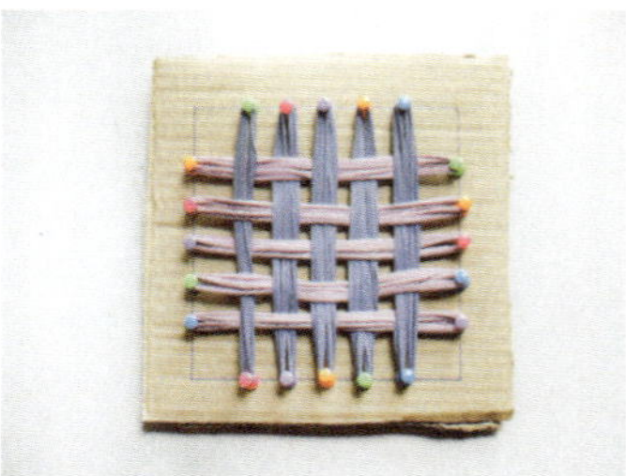

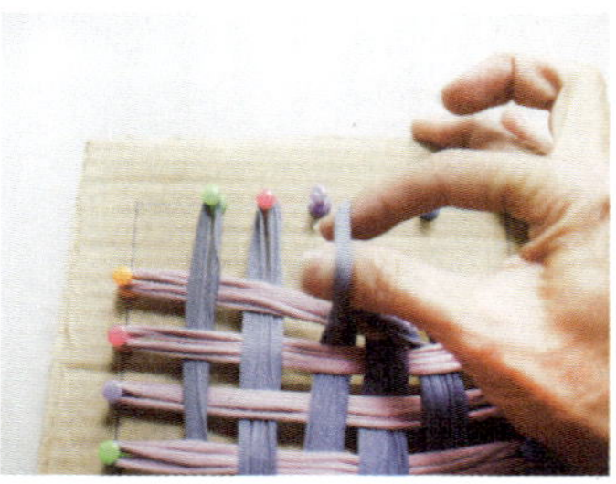

MATÉRIEL

- DU CARTON TRÈS ÉPAIS
- DES PUNAISES HAUTES
- DES VIEUX COLLANTS OU TEE-SHIRTS À MANCHES LONGUES
- UNE RÈGLE ET UN STYLO
- DES CISEAUX
- EN BONUS : UN FILET À OIGNONS JETABLE

1 Découper 2 ou 3 carrés de carton de 20 cm de côté (l'ensemble doit être assez épais pour que la pointe des punaises ne dépasse pas). Dessiner sur l'un d'eux un carré de 14 cm de côté. Marquer sur chaque face du carré un petit trait à 3 cm de l'angle, puis des traits espacés de 2 cm, ce qui donne 5 traits par côté. Piquer 20 punaises sur ces emplacements.

2 Découper des bandes de textile (collants ou manches) formant des boucles de 2 cm de large et d'une largeur permettant de les tendre entre les punaises.

3 Tendre 5 boucles parallèles, puis tisser les 5 suivantes perpendiculairement, en les entrecroisant.

4 Décrocher l'une des extrémités d'une bande, passer deux doigts dans la boucle pour saisir l'extrémité de la bande voisine et la faire passer à l'intérieur de la boucle. Mettre ensuite les doigts dans cette deuxième boucle afin de saisir la troisième, et ainsi de suite jusqu'à utiliser la dernière boucle comme poignée d'accrochage.

5 Pour obtenir une éponge grattante, remplacer certaines bandes de textile par des bandes prélevées dans un filet en plastique de récupération, ou ajouter celles-ci par-dessus.

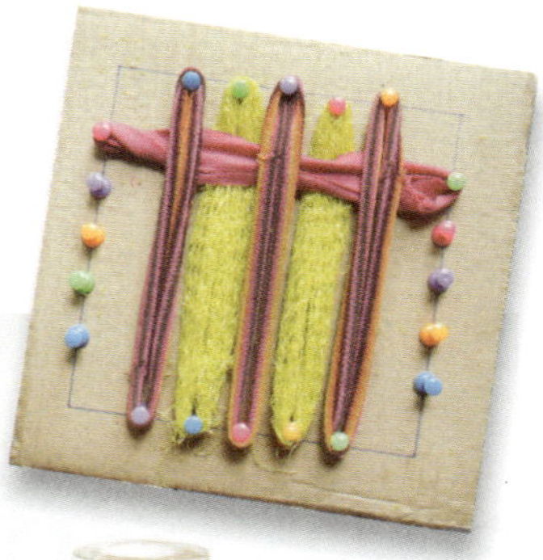

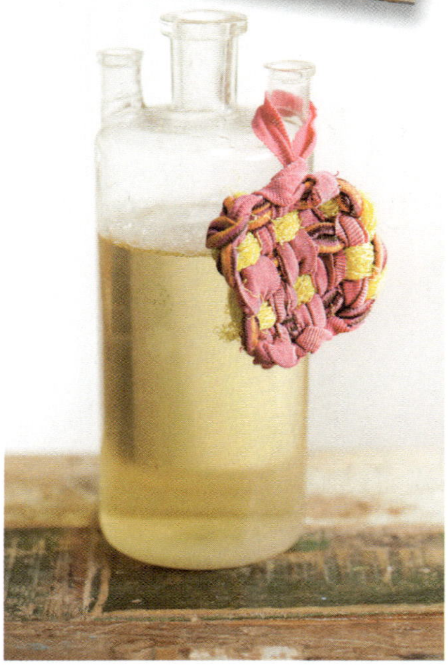

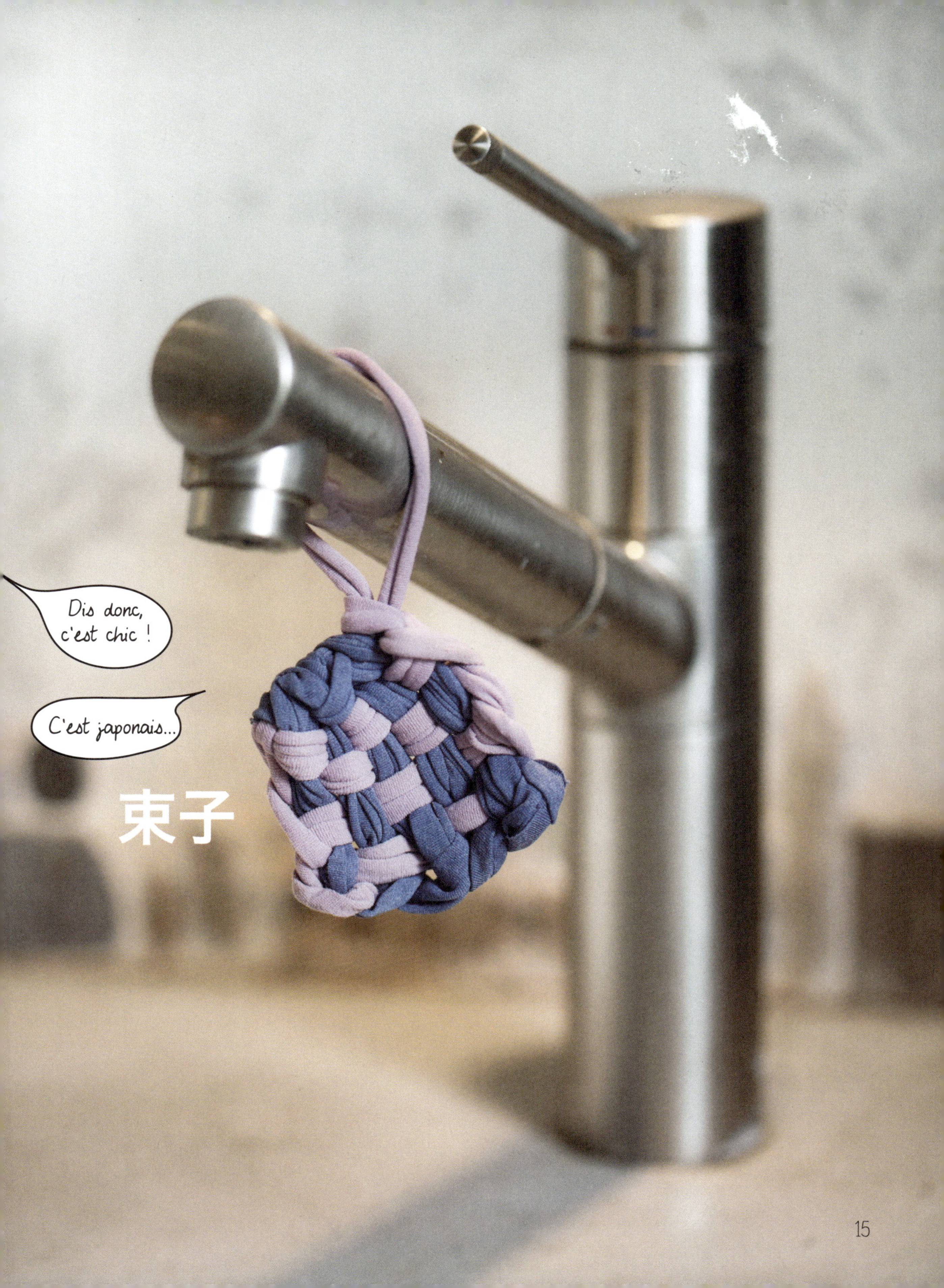
Dis donc,
c'est chic !
C'est japonais...
束子

Comment fabriquer un « frigo du désert »

LES RÉFRIGÉRATEURS FONT PARTIE DES ÉQUIPEMENTS QUI CONSOMMENT DE L'ÉLECTRICITÉ EN CONTINU. DANS CERTAINES CONDITIONS, ON PEUT CHOISIR DE S'EN PASSER ET SE CONTENTER DE MAINTENIR LA NOURRITURE À UNE TEMPÉRATURE MODÉRÉE. CE DISPOSITIF A FAIT DES MERVEILLES EN AFRIQUE, DANS DES ZONES NON ALIMENTÉES PAR L'ÉLECTRICITÉ. EN ANGLAIS, ON L'APPELLE « *ZEER POT* », TRADUIT EN FRANÇAIS PAR « FRIGO DU DÉSERT ». ON PEUT TROUVER DES INFORMATIONS SUR LE NET EN TAPANT CES MOTS.

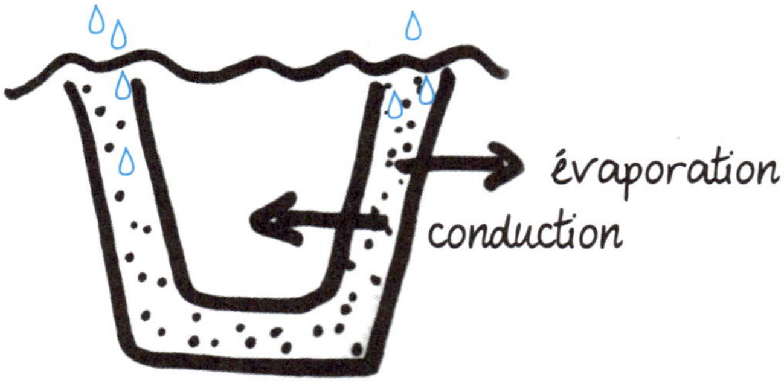

MATÉRIEL

- UN TRÈS GRAND POT EN TERRE CUITE par ex. 40 cm de diamètre
- UN POT EN TERRE CUITE PLUS PETIT par ex. 25 cm de diamètre
- DU SABLE
- UN TORCHON
- DE L'EAU
- DES BOUCHONS POUR LES TROUS DES POTS

1 Combler les trous au fond des pots (par exemple en y insérant un bouchon de liège taillé à la bonne dimension).

2 Verser du sable au fond du grand pot, suffisamment pour que le petit pot, une fois posé dedans, arrive à la même hauteur que le grand.

3 Remplir l'interstice entre les deux pots avec du sable, jusqu'en haut.

4 Saturer le sable avec de l'eau et veiller à ce qu'il reste imbibé.

5 Entreposer les ingrédients à rafraîchir dans le petit pot et recouvrir l'ensemble d'un linge humide. Idéalement, le placer à l'abri du soleil et dans un courant d'air. Par forte chaleur, et pour un taux d'humidité relative de 50 %, on obtient une température inférieure de 10° environ à la température ambiante, ce qui est très appréciable pour la conservation des légumes.

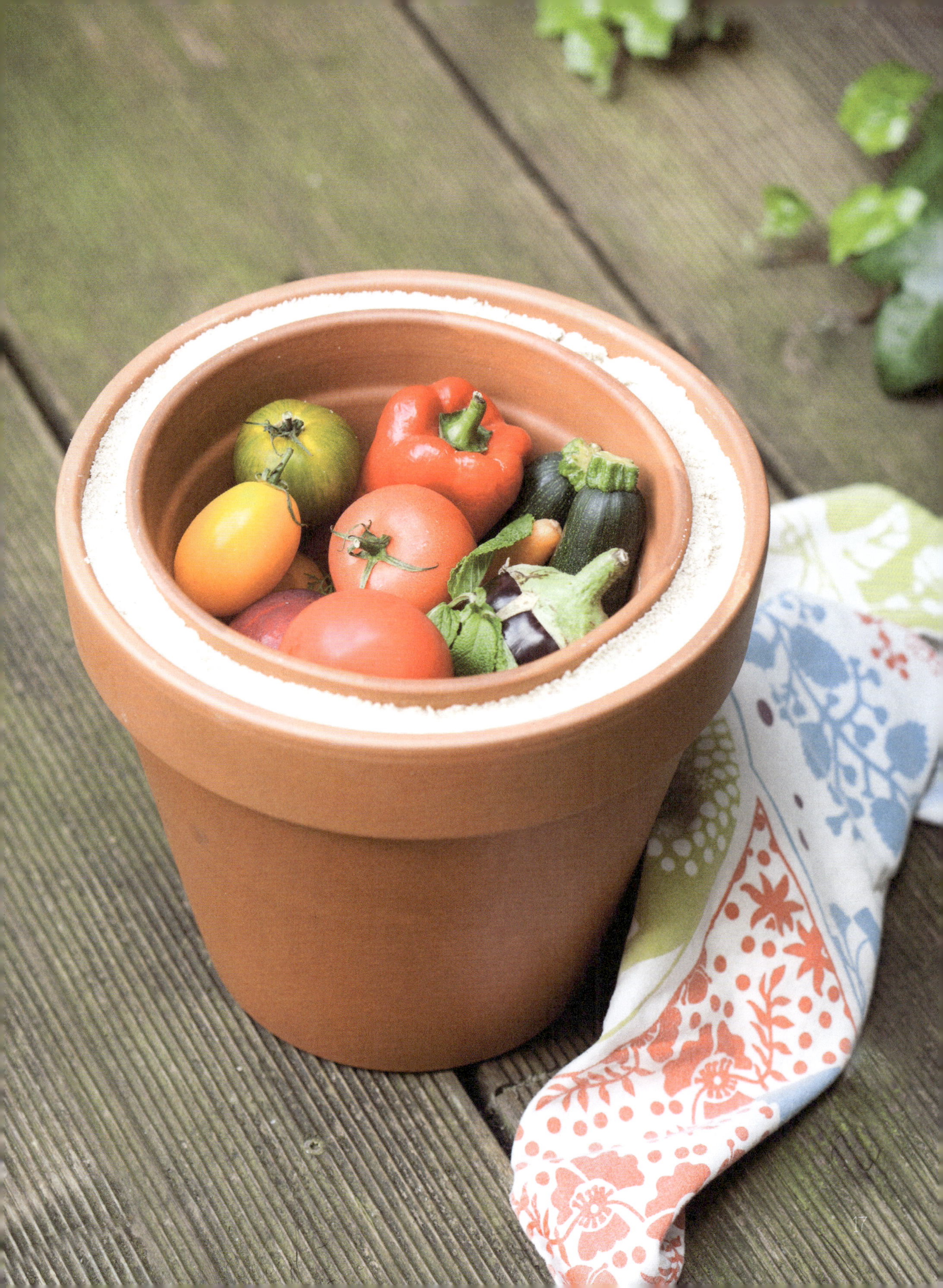

Comment coudre des petits sacs à courses en vrac

Privilégier le conditionnement en vrac, c'est limiter les emballages, et notamment les sacs en plastique, qui défigurent la planète au point de former des continents de déchets flottants qui asphyxient la faune et la flore.

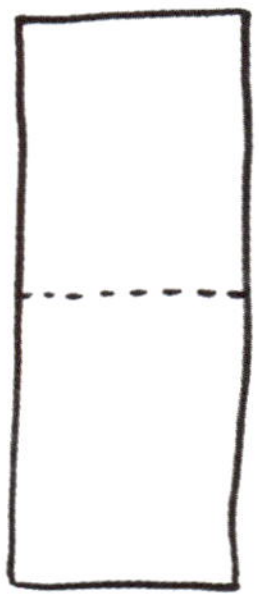

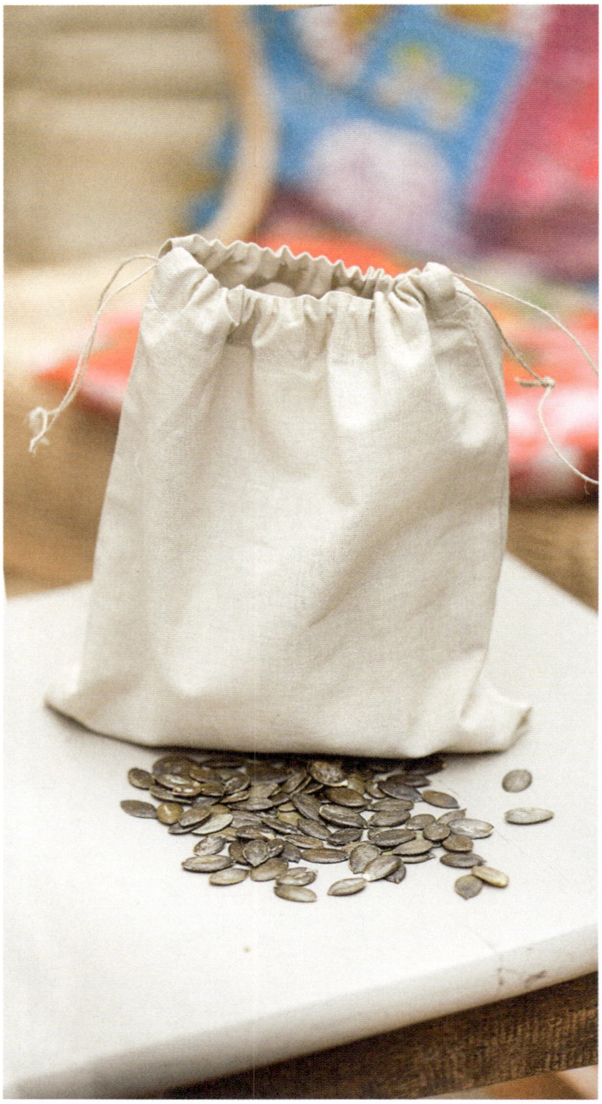

MATÉRIEL POUR 1 SAC DE 20 X 22 CM

- 1 MORCEAU DE TISSU DE 43 X 23 CM
- DE LA FICELLE FINE
- DES ÉPINGLES ET UNE ÉPINGLE DE NOURRICE
- DU FIL ET UNE AIGUILLE OU UNE MACHINE À COUDRE

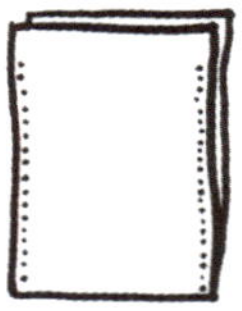

1 Plier le tissu en deux, endroit contre endroit, l'épingler et coudre les deux longueurs à 0,5 cm du bord, en s'arrêtant à 2,5 cm de l'ouverture.

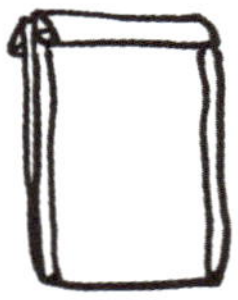

2 Retourner la partie laissée libre de façon à former un ourlet de 1 cm, avec 0,5 cm replié à l'intérieur. Épingler, puis coudre en surpiqûre.

3 Retourner le sac pour le mettre à l'endroit et faire passer deux morceaux de ficelle dans les ourlets en s'aidant d'une épingle de nourrice. Nouer l'une des boucles à droite et l'autre à gauche. Pour serrer le sac, on tirera les deux boucles à la fois (c'est plus facile à manipuler et à bien serrer).

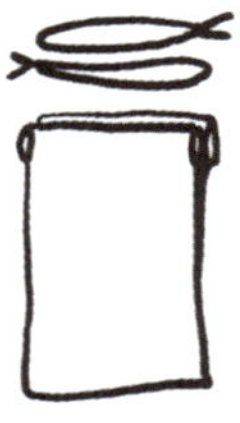

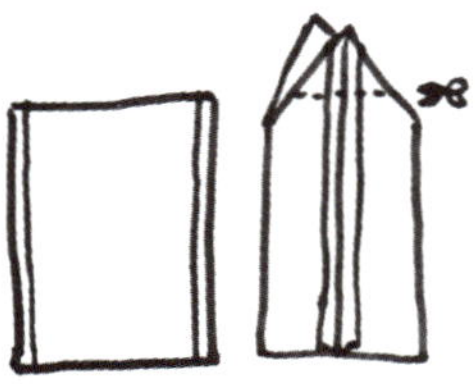

4 Pour que le sac tienne mieux debout une fois rempli, on peut coudre des triangles aux angles du fond (sur l'envers), puis les couper.

Comment confectionner un cabas à compartiments

IDÉAL POUR ALLER FAIRE LE MARCHÉ SANS DEMANDER DE SAC POUR CHAQUE LÉGUME ET SANS QU'ILS SE MÉLANGENT TOUS POUR AUTANT.

MATÉRIEL

- UNE MACHINE À COUDRE

Pour le pourtour :

- UN TISSU SOLIDE DE 142 X 40 CM
- UNE DOUBLURE DE 142 X 35 CM

Pour les poches intérieures :

- UN TISSU DE 150 X 27 CM
- UNE DOUBLURE DE 150 X 27 CM

Pour le fond :

- UN TISSU SOLIDE DE 42 X 32 CM
- UNE DOUBLURE DE 42 X 32 CM

Pour les poignées :

- DEUX MORCEAUX DE TISSU SOLIDE DE 50 X 20 CM

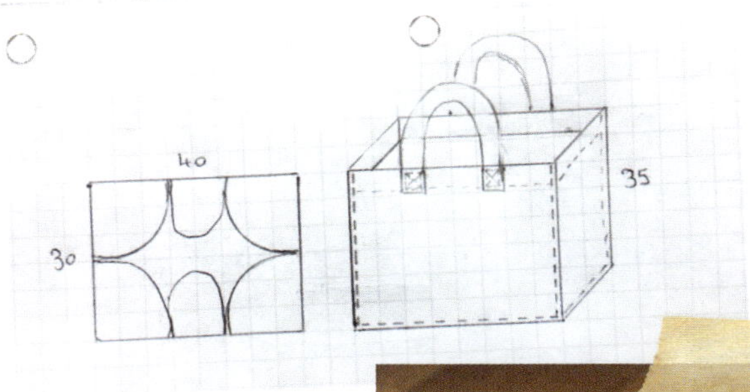

1 Si on choisit de mettre une doublure, l'assembler au tissu extérieur de façon que celui-ci dépasse de 5 cm pour le revers. Faire de même avec le fond.

2 Coudre ensemble les deux largeurs de la bande, puis coudre cette bande au fond du sac.

3 Pour réaliser les poches intérieures, coudre ensemble, endroit contre endroit, le tissu et la doublure sur une longueur uniquement.

4 Déplier pour obtenir un tissu de 150 x 54 cm. Coudre ensemble les 2 largeurs pour former un grand anneau.

5 Replier cet anneau au milieu. La longueur déjà cousue sera en haut du cabas. Pour finir la longueur du bas, faire un ourlet intérieur et surpiquer.

6 Surpiquer les quatre arêtes du sac et le fond à environ 8 mm du bord, pour le renforcer.

7 Faire un ourlet de 4 cm (+ 1 cm replié à l'intérieur) en haut du sac.

8 Coudre la bande intérieure comme sur le schéma à environ 14 cm des angles. La maintenir au fond avec quelques points cousus à la main pour éviter que les légumes ne s'échappent par le fond.

9 Pour les sangles, plier le tissu en deux dans le sens de la longueur, puis retourner et surpiquer. Les coudre à 10 cm des angles en repliant 2 cm en dessous. Faire plusieurs passages pour la solidité : un carré et un X à l'intérieur.

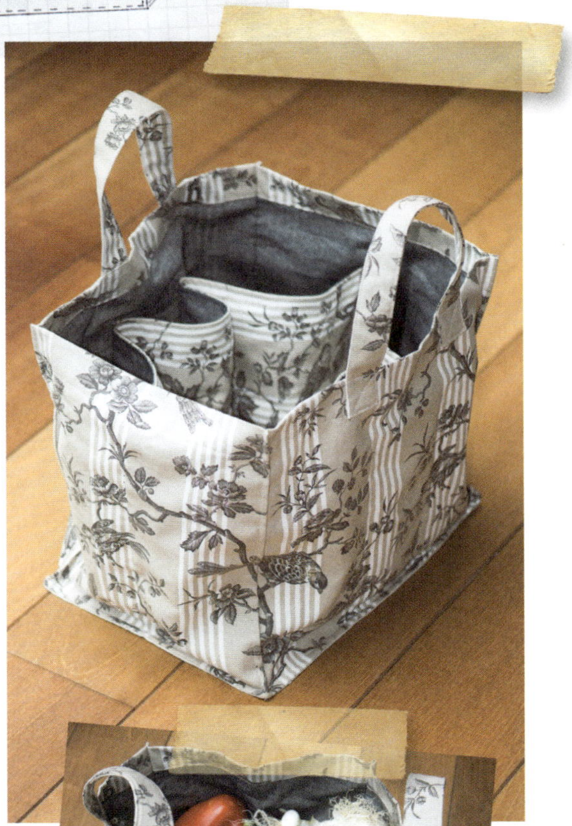

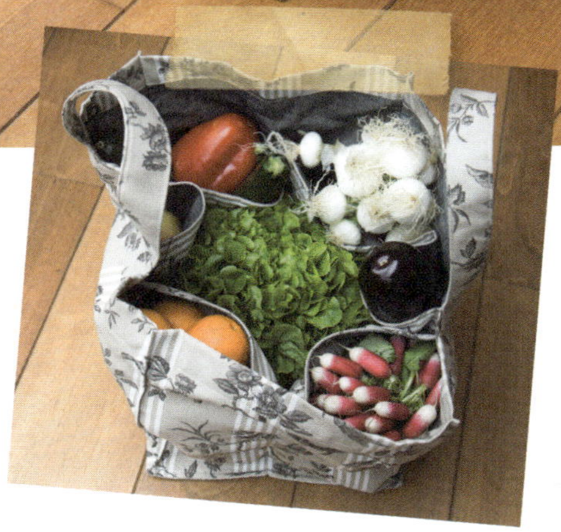

COMMENT FABRIQUER
un ferme-sac en bouteille

LE PLASTIQUE... CE SERA FANTASTIQUE QUAND ON POURRA S'EN PASSER COMPLÈTEMENT. MAIS, PUISQU'ON EN A ENCORE PLEIN NOS MAISONS, AUTANT LE RÉUTILISER POUR FERMER LES SACS DE COURSES EN VRAC PLUTÔT QUE DE L'ENVOYER SE FAIRE BRÛLER.

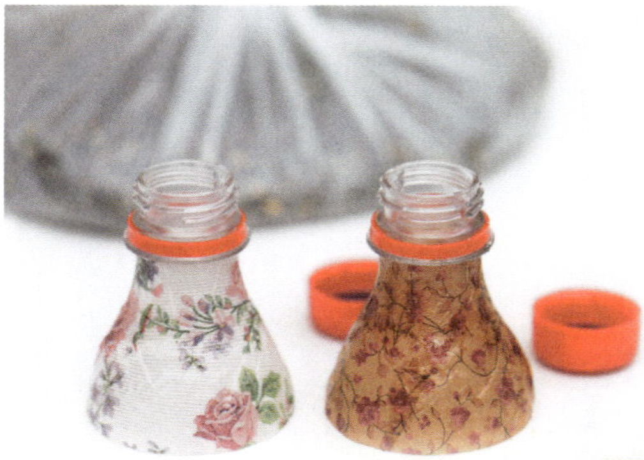

MATÉRIEL

- UNE PETITE BOUTEILLE EN PLASTIQUE VIDE
- UN CUTTER ET DES CISEAUX

facultatif (pour la déco) :

- DU PAPIER DE SOIE À MOTIFS
- DE LA COLLE

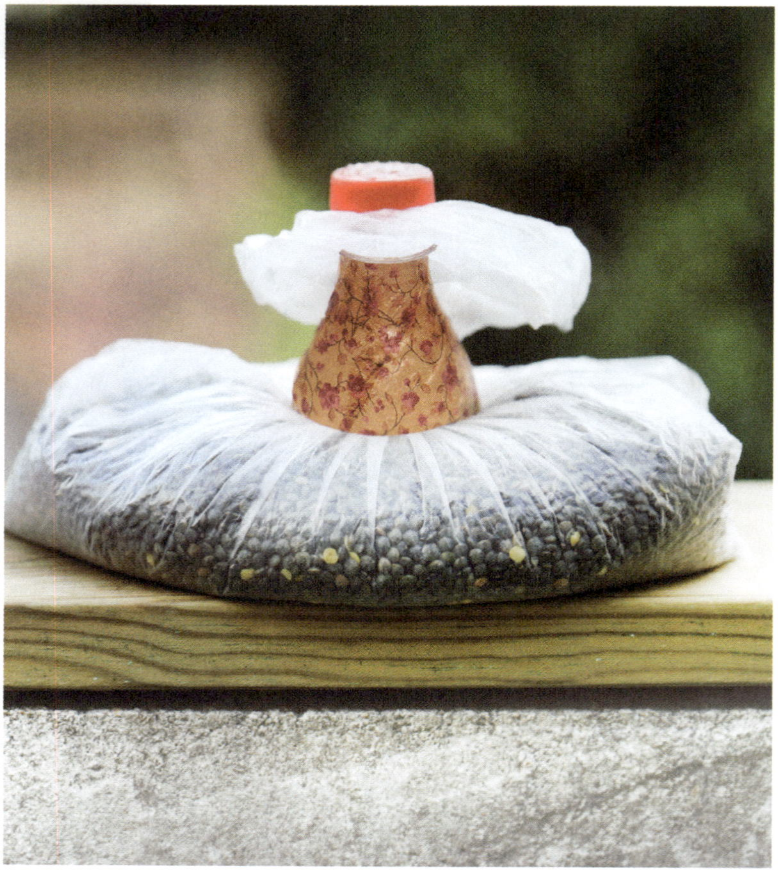

1 Découper la bouteille de façon à ne conserver que le haut, quelques centimètres en dessous du goulot.

2 Si on veut la décorer, la recouvrir de petits morceaux de papier de soie imprimé, en les faisant se chevaucher. Coller et laisser sécher.

3 Ce bouchon verseur s'utilise sur des petits sacs très fins. Ouvrir le bouchon, faire passer tout le haut du sac à l'intérieur du goulot, de bas en haut, l'étaler en corolle et revisser le bouchon. Le sac est ainsi fermé et le contenu ne se répand pas. Second avantage en position ouverte : le goulot rigide facilite le transfert des ingrédients.

Comment faire

des tomates séchées

au four solaire de son pare-brise

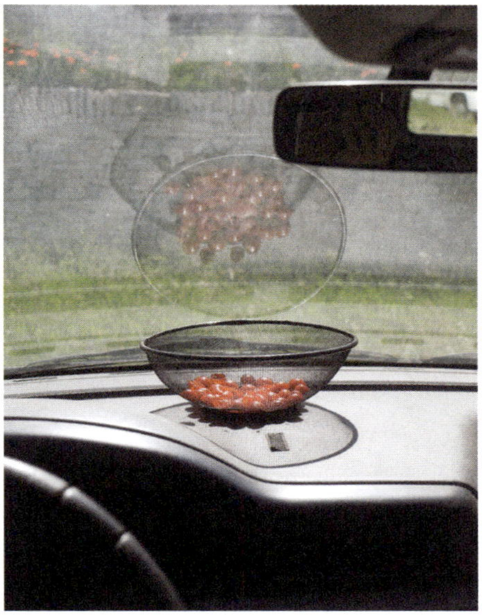

D'ACCORD, AVOIR UNE VOITURE N'EST PAS TRÈS ÉCOLO. MAIS SI VOUS EN AVEZ UNE TOUTEFOIS, POURQUOI NE PAS VOUS AMUSER À LA TRANSFORMER PROVISOIREMENT EN FOUR SOLAIRE ?

INGRÉDIENTS

- DES TOMATES CERISES
- DE L'HUILE D'OLIVE
- DU THYM

1 Couper les tomates en deux. En retirer les graines et le jus.

2 Les mettre dans une passoire et placer celle-ci au soleil, si possible sous le pare-brise d'une voiture.

3 Au bout de quelques jours, quand les tomates sont sèches, les plonger dans un bocal d'huile aromatisée de brins de thym.

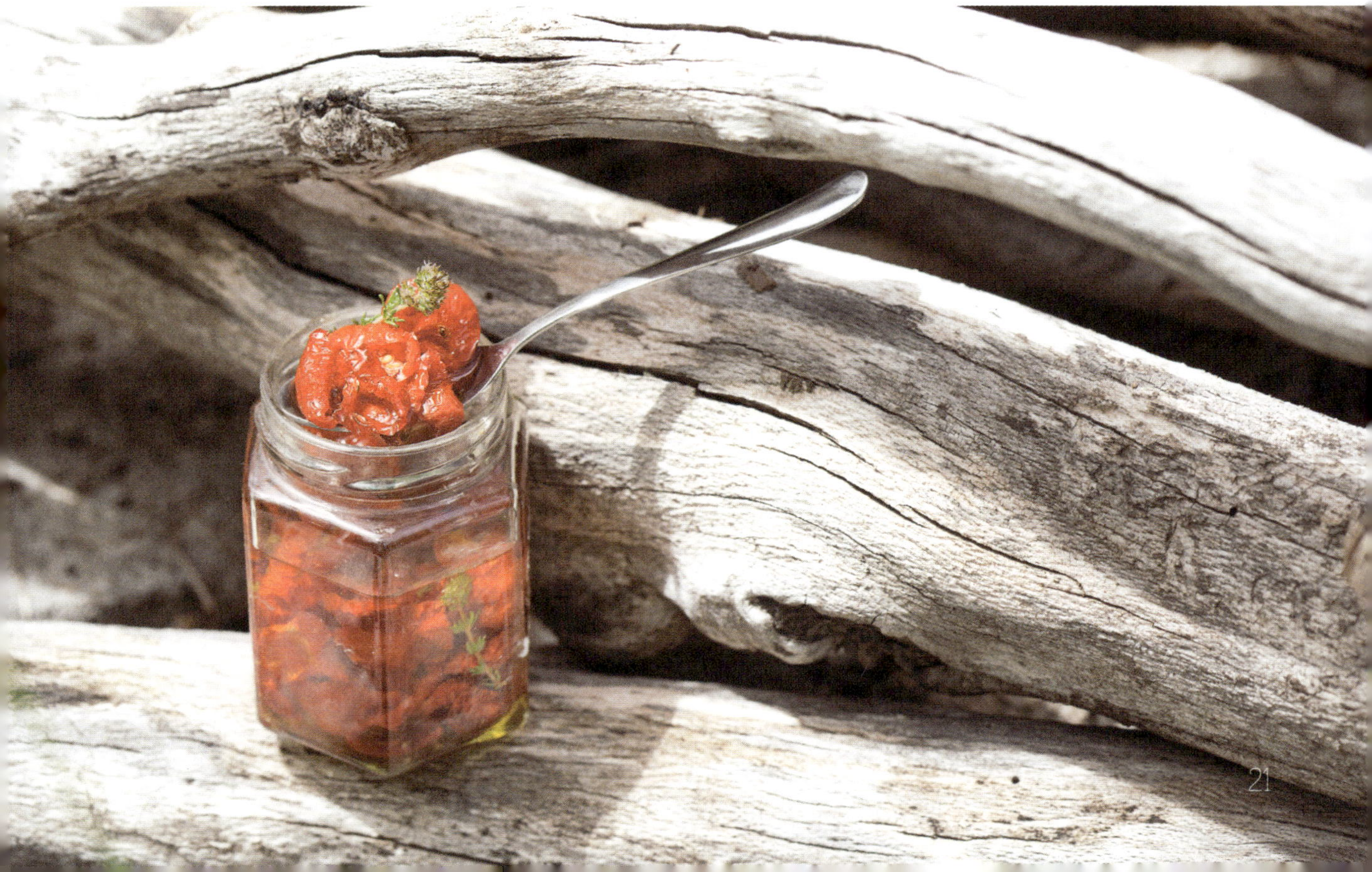

Comment fabriquer du tofu

SAVIEZ-VOUS QUE LE BILAN CARBONE DE LA PRODUCTION DE VIANDE, À L'ÉCHELLE MONDIALE, PÈSE PLUS LOURD QUE CELUI DE TOUT LE SECTEUR DES TRANSPORTS ? RIEN QUE POUR CETTE RAISON, ÇA DONNE ENVIE DE CHERCHER DES PROTÉINES AILLEURS QUE DANS LA CHAIR ANIMALE, PAR EXEMPLE DANS LE TOFU.

INGRÉDIENTS & MATÉRIEL

- 1 LITRE DE LAIT DE SOJA
- 2 C. À C. DE NIGARI
- UN LINGE FIN ET PROPRE
- UNE PASSOIRE
- UN POIDS, COMME UN GROS GALET

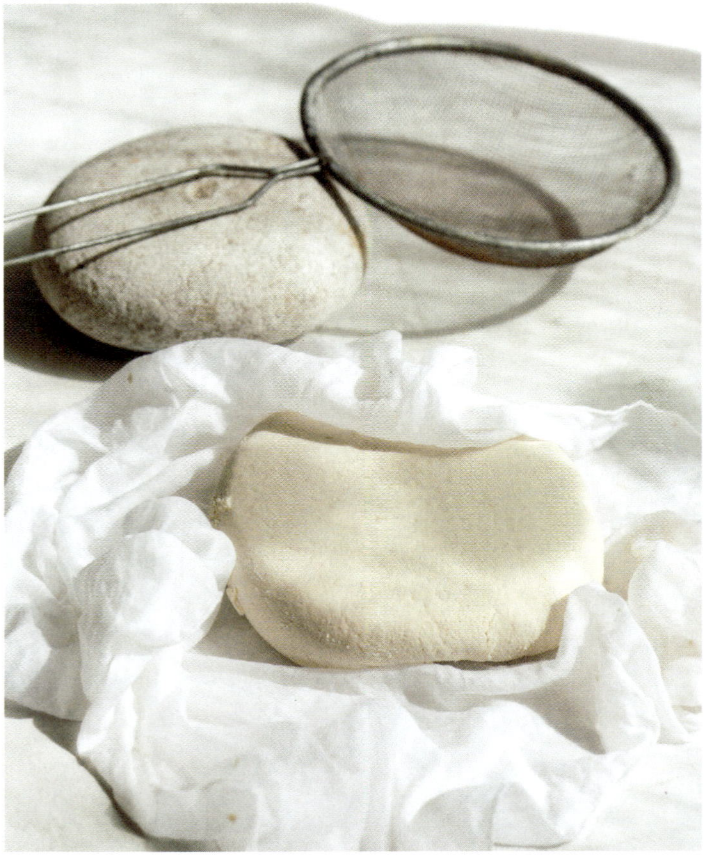

1 Faire bouillir le lait de soja dans une casserole.

2 Dissoudre le nigari dans un petit bol avec un peu d'eau, puis le verser dans la casserole (feu éteint).

3 Fouetter : le lait de soja caille aussitôt. Le laisser ainsi solidifier pendant 20 minutes.

4 Disposer un linge au fond d'une passoire et y verser la préparation. Rabattre le linge sur celle-ci et poser dessus un poids pour presser. Laisser s'égoutter dans un saladier pendant environ une demi-heure (le tofu fera la taille d'un camembert : la plupart du liquide sera évacué).

5 Rincer longuement le tofu sous l'eau froide pour le raffermir, puis le conserver au réfrigérateur et le consommer dans les jours qui suivent.

6 Comme le tofu est très fade, il est plus savoureux de le faire mariner ensuite (sauce soja, huile d'olive, ail, échalote, gingembre, herbes fraîches…).

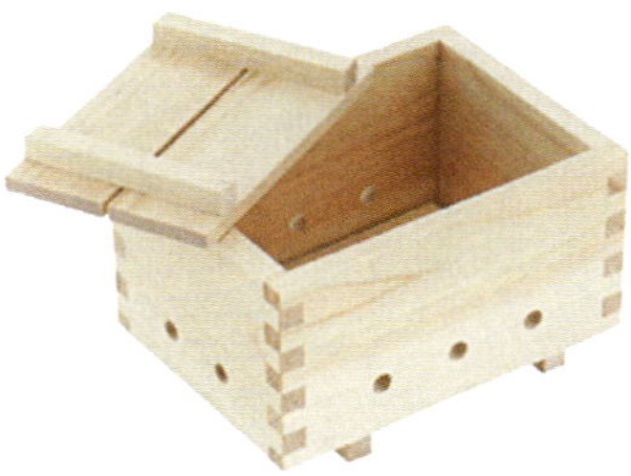

Quand on est très tofu et un peu bricoleur, on peut construire assez facilement une boîte à tofu traditionnelle en bois, percée de trous, dont le couvercle pourra être mis sous un poids. En version express éphémère, il y a aussi l'option boîte à camembert perforée !

Comment fabriquer
du fromage végane

IL EXISTE UN GRAND NOMBRE DE RECETTES PLUS OU MOINS PERFECTIONNÉES DE MIXTURES VÉGÉTALES QUI CHERCHENT À IMITER LE FROMAGE, NOTAMMENT GRÂCE À L'AJOUT DE LEVURE DE BIÈRE, QUI DONNE UNE ODEUR UN PEU COMPARABLE. CETTE RECETTE EST TRÈS SIMPLE, IL SERAIT PLUS JUSTE DE L'APPELER TOUT SIMPLEMENT TARTINADE, MAIS SON USAGE RESSEMBLE À CELUI QUE L'ON FERAIT D'UN CHÈVRE FRAIS.

INGRÉDIENTS

- 100 G DE TOFU LACTOFERMENTÉ
- UNE POIGNÉE DE NOIX DE CAJOU
- UNE PETITE GOUSSE D'AIL
- UNE PETITE ÉCHALOTE
- DE L'HUILE D'OLIVE
- SEL ET POIVRE
- AROMATES AU CHOIX : CUMIN, CIBOULETTE, PAPRIKA...

1 Passer au mixeur les noix de cajou, l'ail et l'échalote afin de les réduire en purée.

2 Ajouter le tofu, puis l'huile en filet, jusqu'à obtenir la consistance désirée : soit un peu compacte, soit crémeuse.

3 Assaisonner avec le sel, le poivre, les épices et les herbes hachées éventuelles.

4 Donner sa forme au fromage et le laisser au frais pendant au moins 1 heure pour que les saveurs infusent et qu'il se raffermisse un peu.

5 On peut le servir tel quel ou le recouvrir d'épices, d'herbes, de graines de sésame ou de poudre de noisettes. C'est une base qu'il est facile d'adapter pour la décliner selon toutes sortes de saveurs.

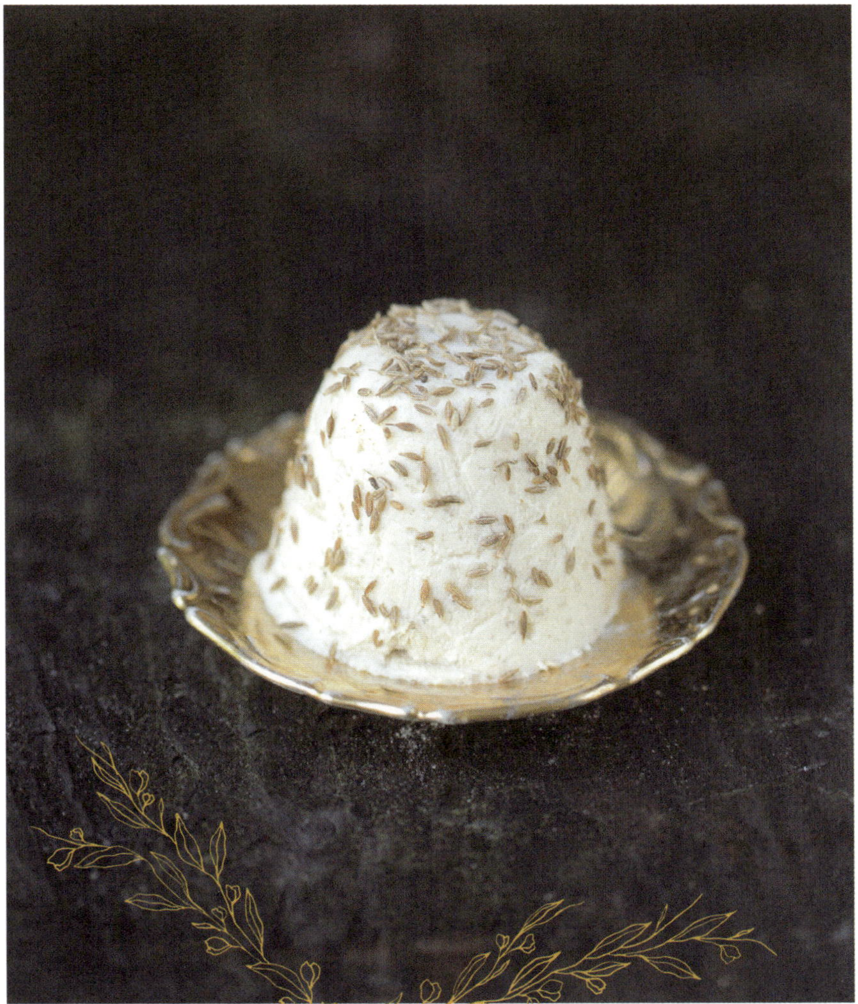

COMMENT FAIRE

de la lactofermentation

UN MOT À LA MODE POUR UNE TECHNIQUE ANCESTRALE, QUI CONSISTE TOUT SIMPLEMENT À CONSERVER DES LÉGUMES CRUS DANS DE L'EAU SALÉE : LA FERMENTATION NATURELLE LEUR PERMET DE FABRIQUER DES PROBIOTIQUES, QUI CONTRIBUENT À L'ÉQUILIBRE BACTÉRIOLOGIQUE DE L'INTESTIN ET FAVORISENT LA DIGESTION. RENSEIGNEZ-VOUS SUR LA QUESTION, VOUS LIREZ UNE LISTE IMPRESSIONNANTE DE VERTUS : RENFORCEMENT DU SYSTÈME IMMUNITAIRE, APPORT EN VITAMINES C, K, PP ET B AINSI QU'EN MINÉRAUX, DÉTOXIFICATION, AMÉLIORATION DU TRANSIT... ET, BONNE NOUVELLE, C'EST TRÈS FACILE À FAIRE !

INGRÉDIENTS ET MATÉRIEL

- DES LÉGUMES BIO ET CRUS (chou, radis, carottes, haricots, poivrons, champignons, brocoli, ail, oignons, tomates, navets, céleri-branche, pois, fèves, courges, courgettes, aubergines, concombres, betteraves, chou-fleur...)
- DE L'EAU NON CHLORÉE (MINÉRALE OU BOUILLIE ET REFROIDIE)
- DU GROS SEL MARIN ORDINAIRE SANS AJOUT
- DES HERBES AROMATIQUES ET DES ÉPICES AU CHOIX
- DES BOCAUX AVEC JOINT EN CAOUTCHOUC

C'est de cette façon que l'on fait la choucroute, le kimchi coréen ou encore le citron beldi ! Pour en savoir plus, allez visiter le site très bien renseigné de Marie-Claire Frédéric : nicrunicuit.com.

1 Ne pas laver les légumes, puisqu'ils sont bio, on aura besoin de leurs « bonnes » bactéries. Se contenter de les brosser s'ils ont de la terre. Les couper en morceaux.

2 Préparer la saumure en mélangeant 30 g de sel par litre d'eau. Attendre que le sel soit bien dissous.

3 Disposer les légumes dans le bocal, par exemple en alternant les couches, pour faire joli. Pas besoin non plus de stériliser le bocal, il doit simplement être propre. Ajouter les herbes et les épices éventuelles.

4 Bien tasser les légumes. Le bocal doit être rempli jusqu'à 1 ou 2 cm du bord supérieur. Verser la saumure jusqu'à ce que les légumes supérieurs flottent dedans. Fermer le bocal et l'étiqueter.

5 Laisser le bocal à température ambiante (de 15 à 25 °C) au moins la première semaine, posé sur une assiette, car il risque d'y avoir des fuites. Le liquide va d'abord devenir trouble, puis s'éclaircir : c'est tout le travail des bactéries. Ne pas ouvrir le bocal, sous peine d'interrompre ce processus. À partir de la deuxième semaine, le bocal peut être entreposé dans un endroit plus frais. Attendre 3 semaines avant de consommer. Il peut se conserver pendant 1 année au moins.

6 Il est préférable de faire des bocaux de petite taille. Ainsi, dès qu'un bocal est ouvert, on le finit sans peine. S'il est plus gros et que l'on souhaite n'en prélever qu'une partie, des précautions sont nécessaires : utiliser un ustensile propre pour se servir, ne pas y mettre la main ou ne pas remettre dans le bocal un ingrédient qui en a été retiré, et laisser le reste baigner dans la saumure. Il est plus prudent de conserver le bocal ainsi entamé au réfrigérateur.

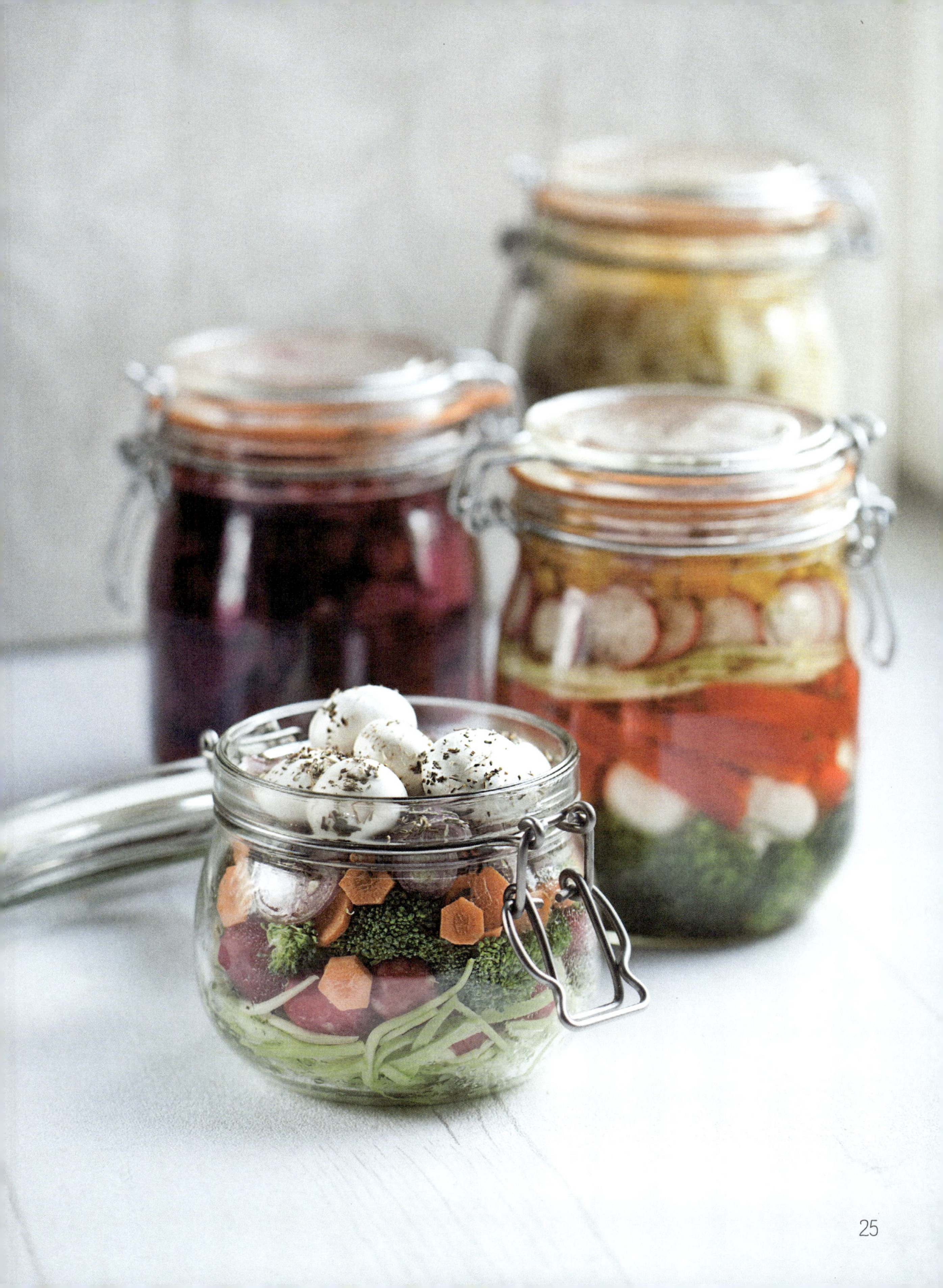

Comment faire des barres énergétiques crues

DES BARRES OU DES BOULETTES ÉNERGÉTIQUES QUI DONNENT UN COUP DE FOUET QUAND ON SENT UN COUP DE MOU. DOUBLE BÉNÉFICE ÉCOLOGIQUE : ON ÉVITE D'ACHETER DES GOÛTERS INDUSTRIELS ET DE CONSOMMER DE L'ÉNERGIE À CUIRE DES ALIMENTS, AU PROFIT D'INGRÉDIENTS QUI GAGNENT À ÊTRE CONSOMMÉS CRUS.

POUR 8 BOULES PRUNEAU-CAFÉ

- 8 PRUNEAUX DÉNOYAUTÉS
- 30 G DE NOISETTES DÉCORTIQUÉES
- 20 G DE SARRASIN VERT
- 2 C. À C. DE CAFÉ SOLUBLE OU (PLUS FORT, MAIS AMER) DE GUARANA EN POUDRE
- 1 C. À C. DE MIEL

1 Mixer tous les ingrédients ensemble par à-coups, en conservant au mélange une consistance grumeleuse (le sarrasin est tendre à croquer, même cru).

2 Rouler des boulettes à la main. Les conserver quelques jours au frais.

POUR 10 BARRES AU CACAO CRU

- 4 C. À S. (30 G) DE CACAO CRU (EN POUDRE OU EN FÈVES)
- 40 G D'AMANDES (EN POUDRE OU ENTIÈRES)
- 50 G DE DATTES
- 1/2 BANANE
- 2 C. À S. DE GRAINES DE LIN
- 1 C. À S. DE GRAINES DE CHIA
- 1 C. À S. DE SUCRE COMPLET FIN
- BAIES DE GOJI

1 Si les dattes sont sèches, les faire ramollir dans de l'eau très chaude, puis les égoutter et les mixer.

2 Mixer au moulin café les graines de lin (elles ne sont assimilables que si elles ont été moulues ou trempées). Si le cacao est en fèves et les amandes entières, les moudre également.

3 Écraser la demi-banane à la fourchette dans un bol.

4 Ajouter dans le bol le cacao, les amandes, les dattes, les deux sortes de graines et le sucre. (Ajuster la dose de sucre selon son goût.)

5 Former une dizaine de barres en les roulant entre ses mains.

6 Incruster des baies de goji, puis conserver les barres au réfrigérateur afin qu'elles restent fermes.

POUR 4 BARRES CAROTTE-ABRICOT

- 1 CAROTTE BIO (80 G)
- 50 G D'ABRICOTS SECS
- 20 G DE FLOCONS D'AVOINE
- 20 G DE NOIX
- 1 C. À C. DE MIEL
- 1/2 C. À C. D'ÉPICES À PAIN D'ÉPICE OU DE GINGEMBRE EN POUDRE

1 Mixer au robot la carotte avec les abricots, les flocons d'avoine, le miel et les épices.

2 Choisir la consistance idéale pour les noix : soit les ajouter au mixeur, soit les piler à la main pour conserver des morceaux conséquents.

3 Séparer le mélange en quatre parts et rouler celles-ci dans du papier cuisson pour leur donner leur forme et faciliter le transport. Conserver au réfrigérateur.

POUR 12 BOULES COCO-CITRON

- 6 C. À S. DE NOIX DE COCO DÉSHYDRATÉE (+ POUR L'ENROBAGE)
- 3 C. À S. DE FLOCONS DE RIZ
- 3 C. À S. DE NOISETTES EN POUDRE
- 1 C. À C. DE GRAINES DE CHIA
- 1 C. À S. DE PURÉE D'AMANDES
- 4 DATTES
- 2 C. À C. D'HUILE DE COCO
- 1 C. À S. DE JUS DE CITRON

1 Si les dattes ne sont pas moelleuses, les tremper dans de l'eau très chaude pour les ramollir, puis les égoutter.

2 Mélanger tous les ingrédients au robot, jusqu'à obtenir une pâte à peu près homogène. Goûter, ajuster.

3 Former des boulettes et les rouler dans de la noix de coco.

4 Laisser reposer 2 heures (les flocons de riz s'attendrissent) avant de déguster. Ces boules se conservent dans une boîte pendant quelques jours.

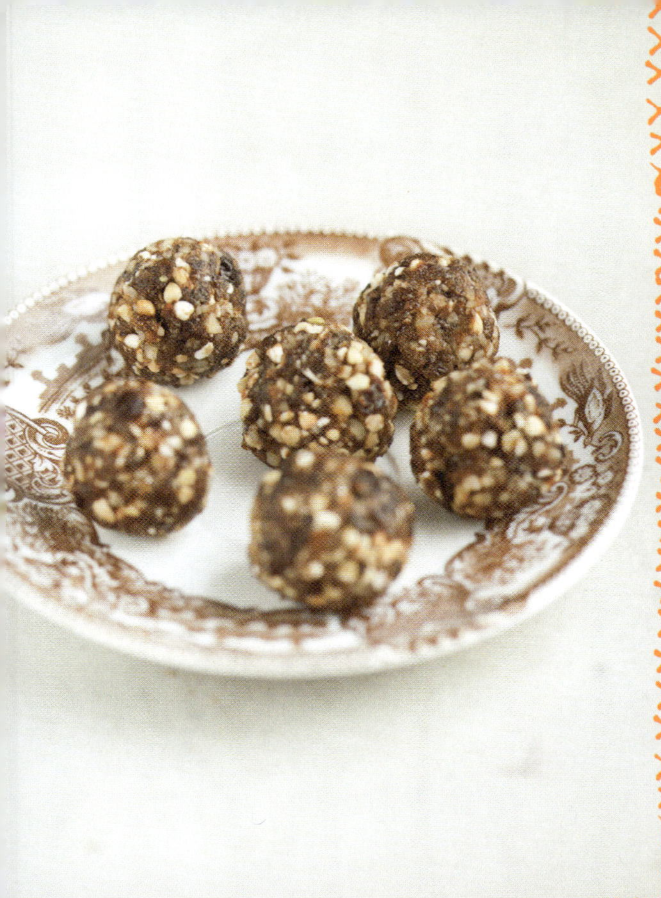
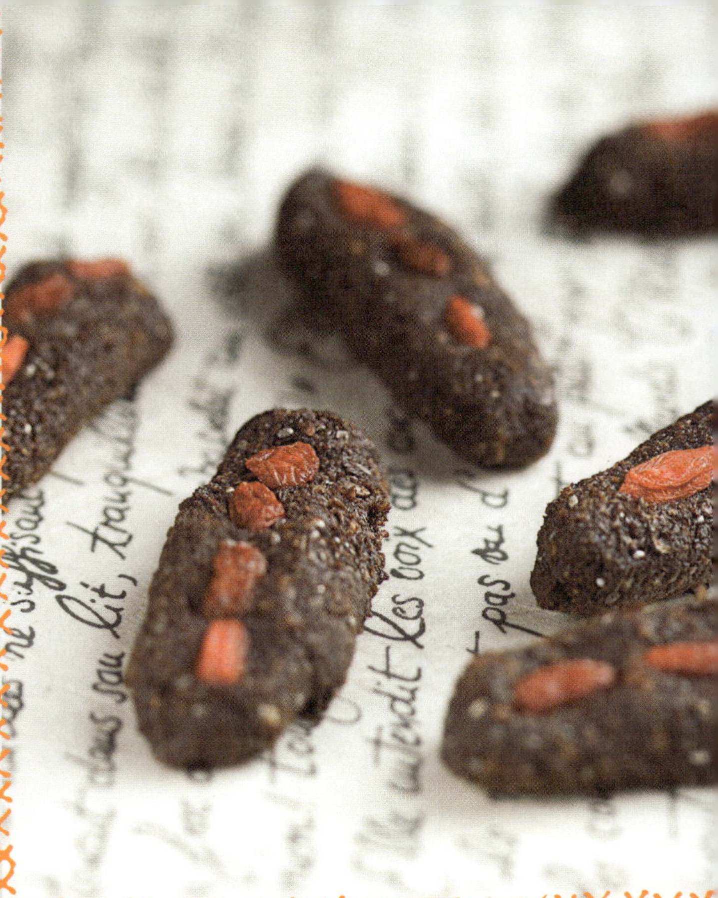
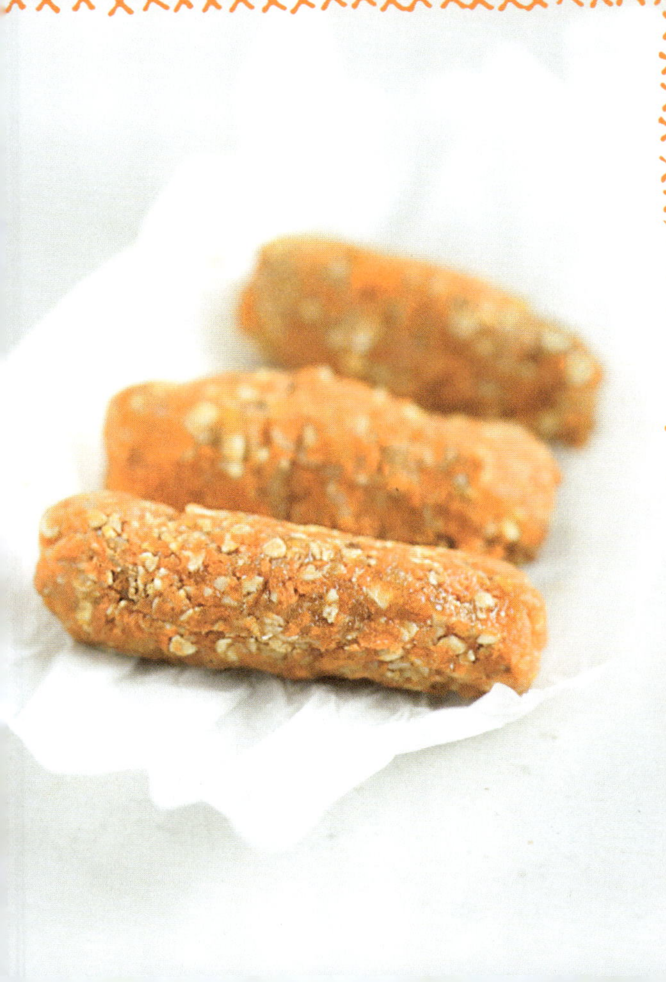
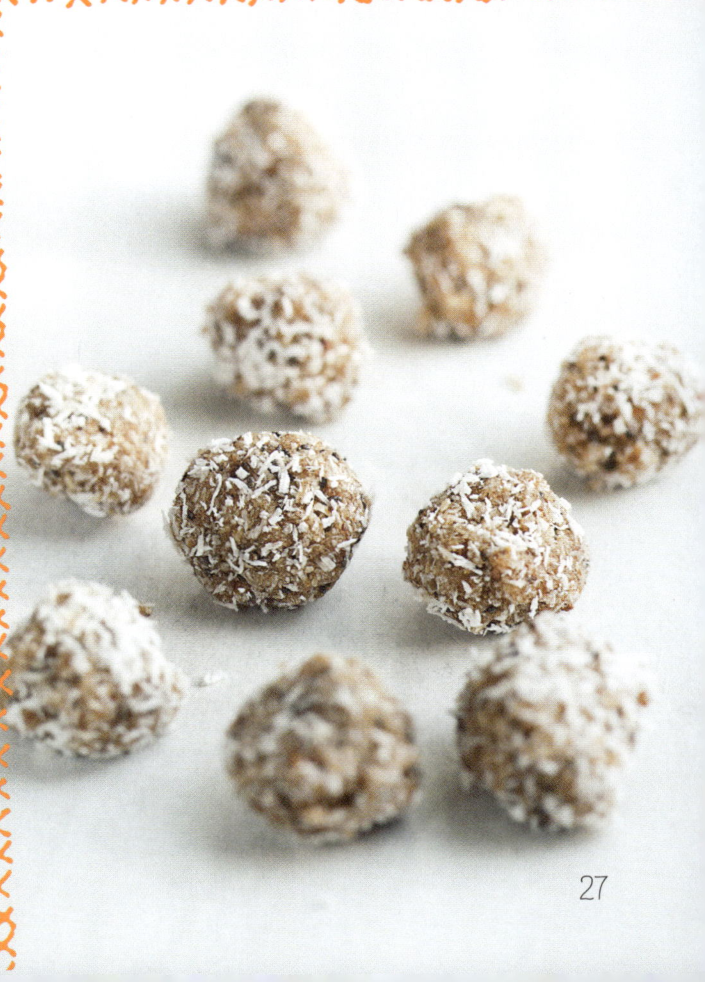

COSMÉTIQUES & ENTRETIEN

Comment fabriquer

du liquide vaisselle

INGRÉDIENTS

- 4 C. À S. DE DECYL GLUCOSIDE (SINON, DU SAVON NOIR)
- 1 C. À C. DE BICARBONATE DE SOUDE
- 3 C. À S. DE VINAIGRE BLANC
- 2 C. À S. D'ALCOOL MÉNAGER
- 10 GOUTTES D'HUILE ESSENTIELLE (AGRUME, MENTHE...)
- 2 C. À C. DE GOMME XANTHANE
- 50 CL D'EAU

1 Le decyl glucoside est un tensio-actif doux que l'on trouve en magasin bio. Mélanger tous les ingrédients dans un flacon et bien secouer.

2 Attendre une dizaine de minutes que la gomme xanthane donne l'effet épaississant. Elle aussi se trouve en épicerie bio. Elle présente l'avantage de gélifier à froid. Ajuster sa quantité en fonction de la consistance désirée. La texture en gel réduit la consommation par rapport à un liquide vaisselle fluide.

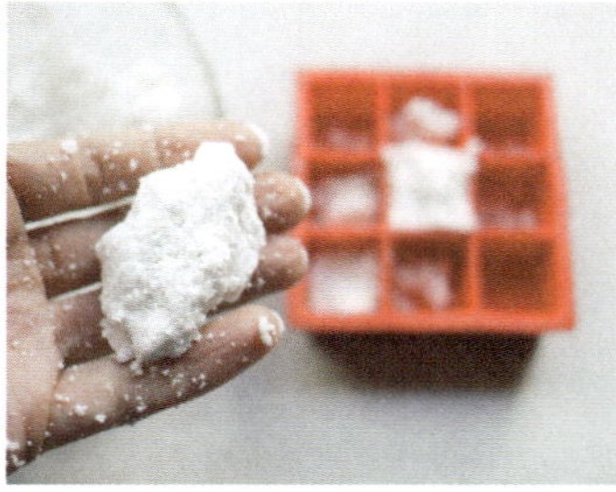

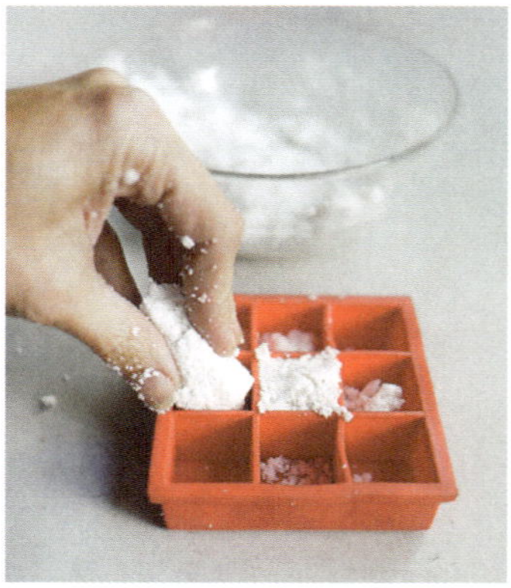

Comment fabriquer

des tablettes pour lave-vaisselle

testées et adoptées par les copines du quartier

INGRÉDIENTS

- 50 G DE CRISTAUX DE SOUDE
- 50 G DE BICARBONATE DE SOUDE
- 50 G DE GROS SEL DE MER
- 50 G D'ACIDE CITRIQUE (MAGASIN BIO)
- 10 GOUTTES D'HUILE ESSENTIELLE DE LAVANDE
- 10 GOUTTES D'HUILE ESSENTIELLE DE CITRON

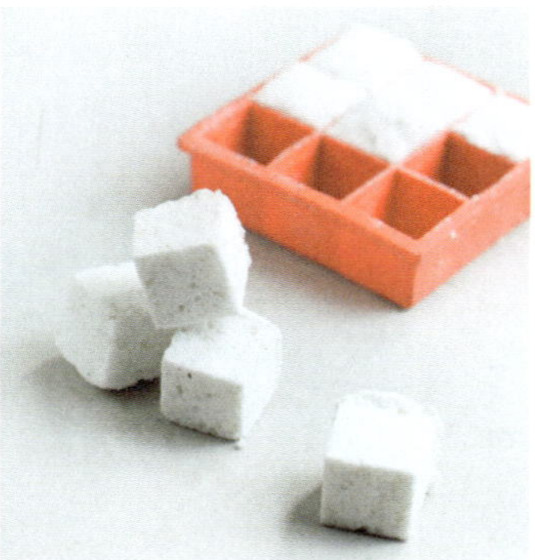

1 Mélanger tous les ingrédients, puis ajouter un peu d'eau, par exemple en utilisant un vaporisateur (il est important de ne pas en mettre trop, sous peine de faire mousser le mélange et de ne pas obtenir la bonne consistance). La texture doit pouvoir se modeler dans la main (comme sur la photo), sans être collante ni mousseuse.

2 Bien tasser ce mélange dans un bac à glaçons, en appuyant fortement, et laisser sécher à l'air libre. Choisir la forme du moule en fonction de l'espace destiné aux tablettes dans le lave-vaisselle.

3 Démouler le lendemain : les cubes doivent être bien durs. On peut les conserver dans une boîte ou un bocal, ils ne se déliteront pas.

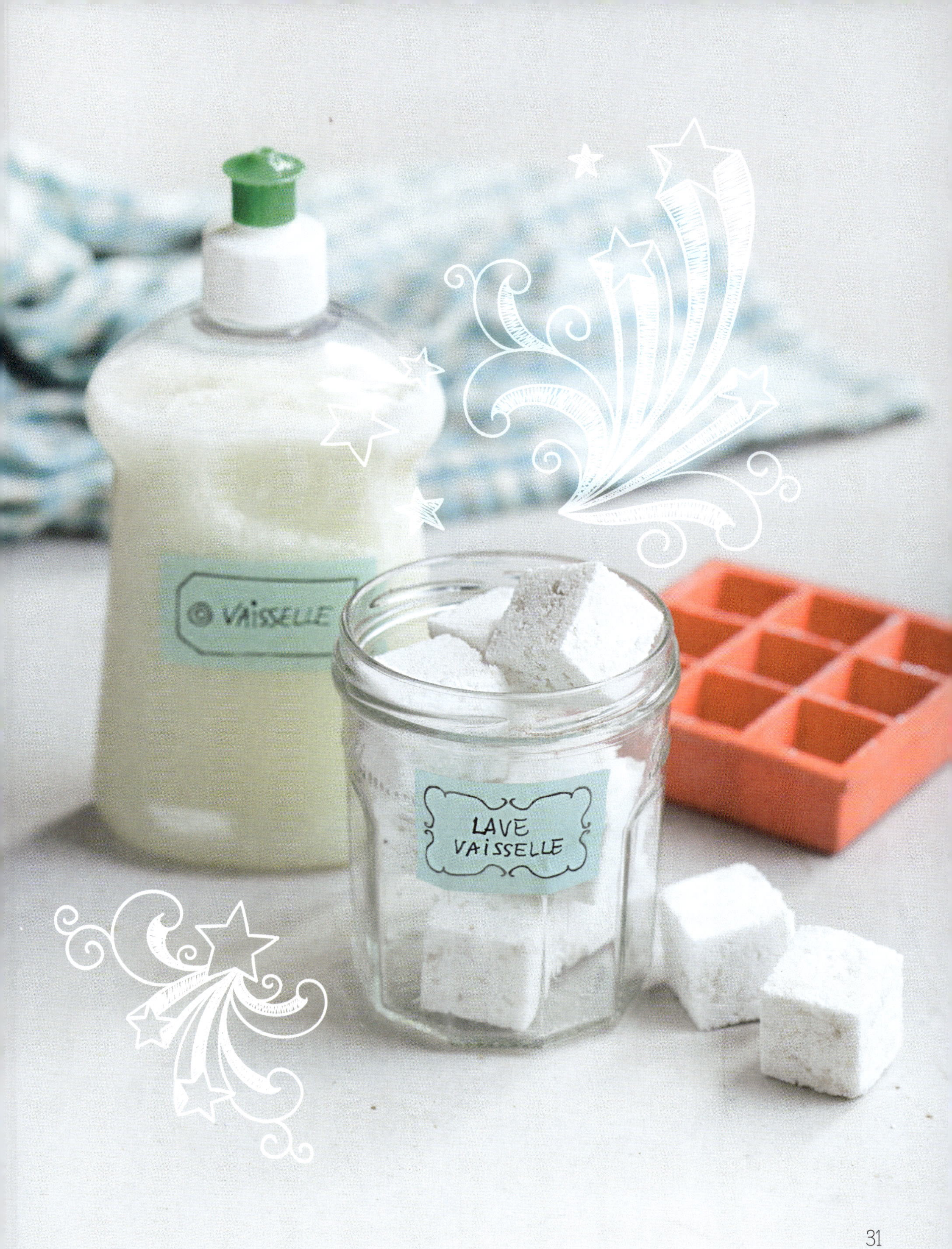
VAISSELLE
LAVE
VAISSELLE

Comment faire

de la lessive au savon de Marseille

La base de la lessive est un mélange de savon de Marseille et de bicarbonate.
En guise d'assouplissant, il suffit d'ajouter un petit verre de vinaigre blanc.

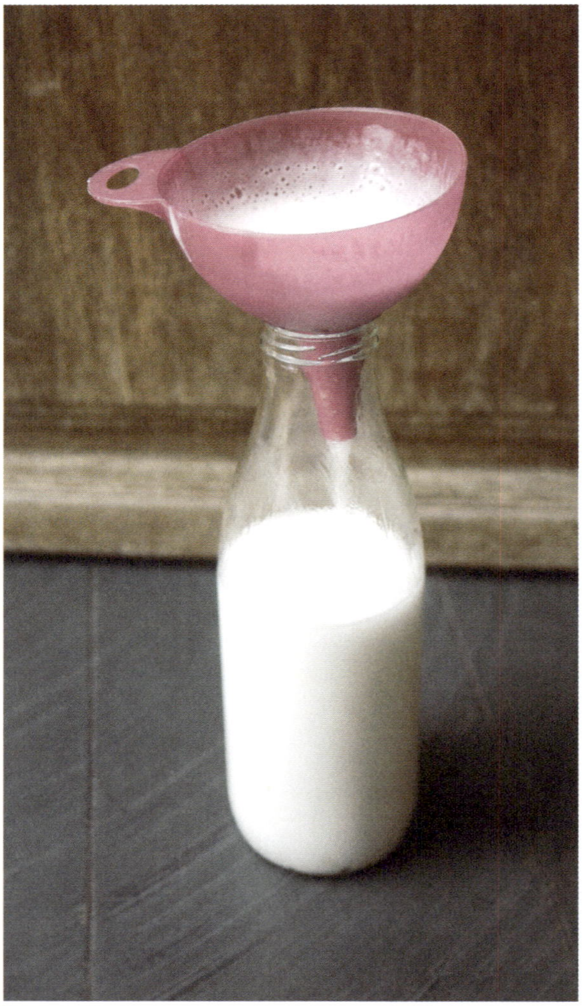

LESSIVE LIQUIDE 1

- 100 G DE SAVON DE MARSEILLE
- 200 G DE BICARBONATE DE SOUDE
- 100 G D'ACIDE CITRIQUE
- 2 L D'EAU
- 1 C. À C. D'HUILE ESSENTIELLE DE LAVANDE (OU AUTRE)

1 Râper le savon de Marseille. Le faire fondre à la casserole dans la moitié de l'eau. Laisser tiédir.

2 Dissoudre le bicarbonate dans un autre récipient avec le reste de l'eau. Ajouter l'acide citrique. Attention, ça mousse ! Bien mélanger.

3 Verser cette préparation dans la casserole et mélanger jusqu'à ce que l'ensemble soit épais. Incorporer l'huile essentielle.

4 Verser dans une bouteille et laisser refroidir complètement. Bien secouer la bouteille avant chaque utilisation. Si le gel est trop épais, ajouter un peu d'eau. On l'utilise dans les mêmes proportions qu'une lessive classique : un bouchon pour une machine.

LESSIVE LIQUIDE 2

- 6 C. À S. DE SAVON DE MARSEILLE EN PAILLETTES
- 2,5 L D'EAU CHAUDE
- 3 C. À S. DE BICARBONATE DE SOUDE
- 1 C. À C. D'ARGILE EN POUDRE
- 1 C. À S. DE VINAIGRE BLANC
- 10 GOUTTES D'HUILE ESSENTIELLE DE LAVANDE (OU AUTRE)

1 Verser l'eau chaude et le savon de Marseille dans un bidon de 3 l et bien agiter pour dissoudre les paillettes.

2 Laisser refroidir, puis ajouter les autres ingrédients et bien secouer.

3 Agiter avant usage. Au besoin, ajouter un peu d'eau pour liquéfier. Verser un bouchon par machine.

Sur du linge blanc, on peut ajouter 2 c. à s. de percarbonate de soude directement dans le tambour de la machine, comme agent blanchissant et détachant.

COMMENT FABRIQUER
de la lessive au lierre

IL PULLULE LE LONG DES MURS OU ASPHYXIE LE TRONC DES ARBRES DU JARDIN : LE LIERRE ENVAHISSANT QUE VOUS ARRACHEZ DE TEMPS EN TEMPS, POURQUOI NE PAS LE CONVERTIR EN LESSIVE ? IL CONTIENT DES SAPONINES QUI REMPLACENT LE SAVON.

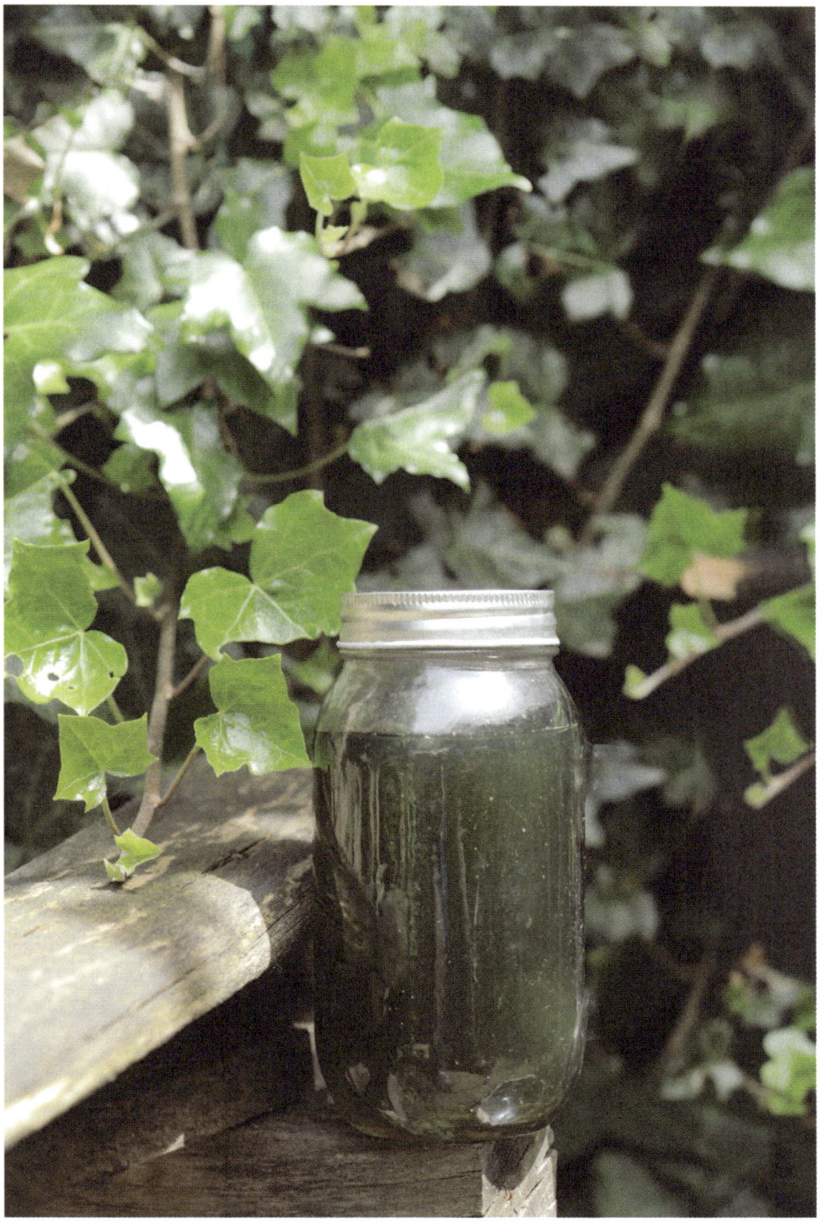

INGRÉDIENTS

- 200 FEUILLES DE LIERRE GRIMPANT
- 3 L D'EAU
- DU VINAIGRE BLANC EN ADOUCISSANT

1 Froisser vigoureusement les feuilles de lierre fraîchement coupées. On peut aussi les hacher grossièrement au couteau.

2 Les mettre dans un faitout avec l'eau, porter à ébullition et faire cuire à petits bouillons pendant 20 minutes.

3 Laisser infuser à couvert pendant 24 heures.

4 Malaxer le mélange à la main, essorer les feuilles : ça mousse ! C'est bon signe, ça veut dire que la préparation est riche en saponine.

5 Filtrer et mettre en bidon. On l'utilisera en machine au minimum à 30 °C (température à partir de laquelle la saponine est efficace), et plutôt sur du linge foncé et modérément sale. Verser dans le bac à lessive 1 petit verre de lessive au lierre et ajouter un peu de vinaigre blanc dans le compartiment de l'adoucissant.

Comment faire

du détergent toutes surfaces

LE VINAIGRE BLANC EST LE PRODUIT SOUVERAIN POUR QUASIMENT TOUTES LES SURFACES DE LA MAISON. SON SEUL INCONVÉNIENT EST SON ODEUR, D'OÙ CETTE IDÉE D'Y FAIRE MARINER DES ÉCORCES D'AGRUMES. VOICI LA RECETTE DE BASE, PUIS UNE VARIANTE QUI ASSOCIE LE VINAIGRE AU NON MOINS RÉPUTÉ BICARBONATE DE SOUDE.

BASE PARFUMÉE

- VINAIGRE BLANC
- ÉCORCES D'AGRUMES

1 Prélever les écorces des agrumes (orange, citron, pamplemousse...) et les immerger dans une bouteille de vinaigre blanc.

2 Laisser infuser au moins 1 semaine, puis utiliser comme nettoyant multi-fonctions.

3 Coupé d'eau pour moitié, ce vinaigre parfumé peut également être utilisé pour se rincer les cheveux, auxquels il va donner de la brillance.

VARIANTE PLUS ÉLABORÉE

- 1 C. À S. DE BICARBONATE DE SOUDE
- 1 VERRE D'EAU CHAUDE
- 1 VERRE DE VINAIGRE BLANC
- 2 GOUTTES D'HUILE ESSENTIELLE DE CITRON

1 Dissoudre le bicarbonate de soude dans l'eau chaude, dans un pichet.

2 Ajouter délicatement le vinaigre ainsi que l'huile essentielle. Attention, ça mousse !

3 Quand l'effervescence s'est apaisée, verser le contenu dans un flacon vaporisateur.

4 Vaporiser sur toutes surfaces et essuyer avec un chiffon.

EN GUISE DE GEL DE JAVEL

- 5 C. À C. DE BICARBONATE DE SOUDE
- 5 C. À C. DE PERCARBONATE DE SOUDE
- 50 CL DE VINAIGRE BLANC
- 30 GOUTTES D'HUILE ESSENTIELLE DE TEA TREE
- 1 C. À S. DE GOMME XANTHANE

1 Mélanger le bicarbonate et le percarbonate dans un grand récipient (ça va beaucoup mousser).

2 Ajouter le vinaigre petit à petit, mélanger et attendre que la mousse retombe.

3 Incorporer l'huile essentielle et la gomme. Secouer et verser dans un flacon approprié.

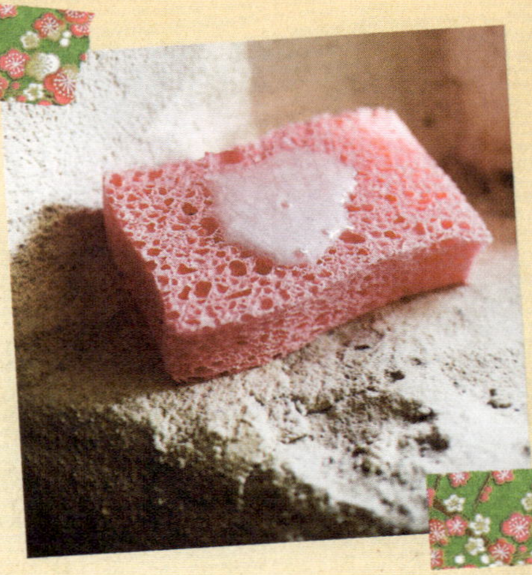

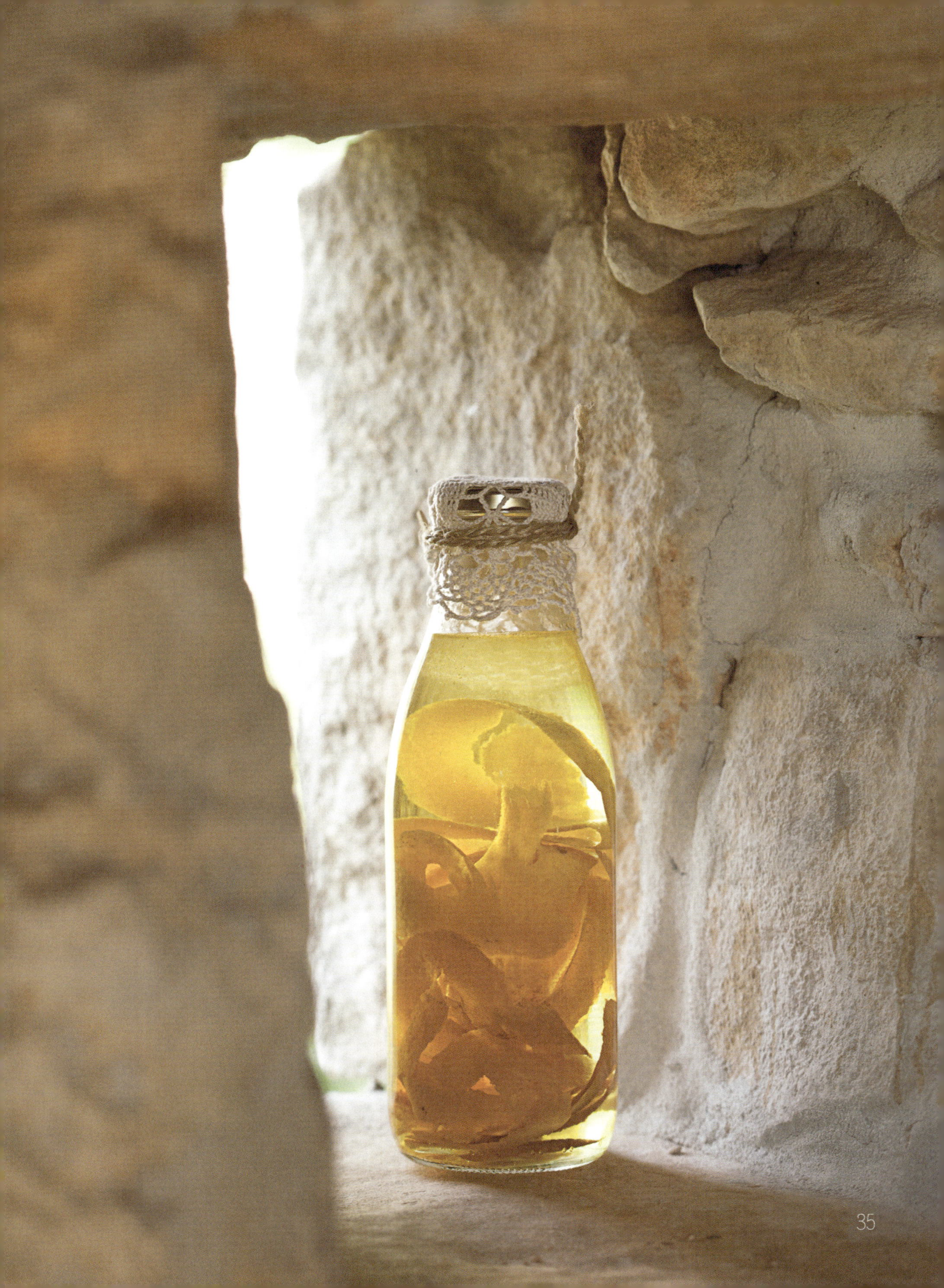

Comment concocter

un nettoyant spécial sols (carrelage, lino et béton peint)

sans rinçage

UNE RECETTE CITÉE PAR RÉGINE QUÉVA DANS SON LIVRE *FABRIQUER SA LESSIVE...* (LAROUSSE) ET S'APPUYANT SUR DES TESTS EFFECTUÉS PAR LE LABORATOIRE FRANÇAIS LABOCEA : SELON LA MÉTHODE « HYGICOUNT 30 ° 48 H » (NORME NF ISO 18593), CE PRODUIT D'ENTRETIEN A OBTENU UN SCORE PARTICULIÈREMENT ÉLEVÉ, AVEC 95 % DES COLONIES DE BACTÉRIES ÉLIMINÉES APRÈS NETTOYAGE. QUAND DES RECETTES SIMPLES ET ÉCOLOGIQUES FONT LEURS PREUVES, AUTANT SE PASSER LE MOT...

INGRÉDIENTS

- 75 CL DE SAVON NOIR LIQUIDE
- 2 C. À S. DE BICARBONATE DE SOUDE
- 1 C. À S. DE VINAIGRE BLANC
- 10 GOUTTES D'HUILE ESSENTIELLE BACTÉRICIDE (CITRON, CANNELLE, TEA TREE, THYM...)
- PERCARBONATE DE SOUDE
- EAU CHAUDE

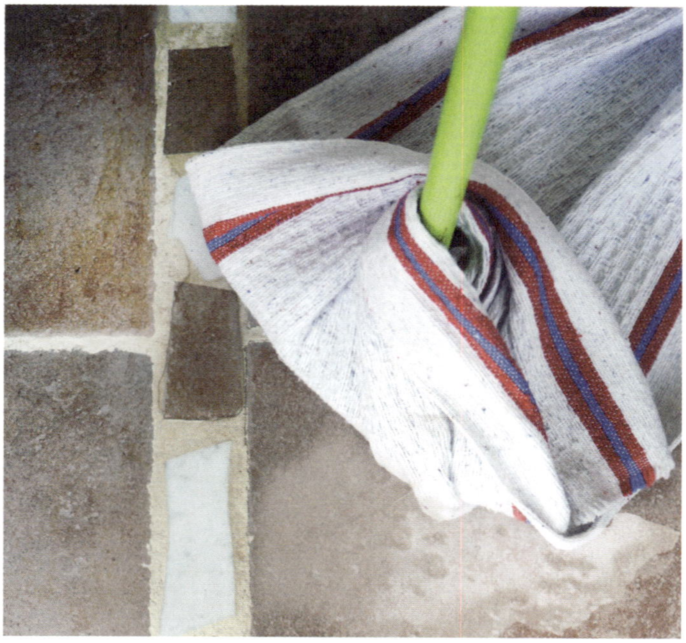

1 Verser le savon noir dans un bidon vide de 1 l, qui servira de nombreuses fois.

2 Ajouter le bicarbonate, secouer pour mélanger.

3 Ajouter le vinaigre blanc et l'huile essentielle, et mélanger encore.

4 Au moment de laver le sol, verser 1 bouchon du produit dans un seau contenant 3 l d'eau chaude, puis ajouter 1 c. à s. de percabonate de soude. Ça mousse, c'est normal !

5 Laver le sol à la serpillière. Inutile de rincer ensuite.

L'ASTUCE POUR LES TOMETTES

La prochaine fois que vous ferez cuire des pommes de terre, gardez l'eau de cuisson pour l'utiliser comme produit de lavage du carrelage ancien : elle fait briller les tomettes !

Comment faire du nettoyant à parquet

DEUX RECETTES QUI SONT L'OCCASION DE SE PENCHER SUR LES VERTUS DU SAVON NOIR. TRADITIONNEL ET TRÈS EFFICACE.

VARIANTE 1

- 50 CL D'EAU CHAUDE
- 50 CL DE VINAIGRE BLANC
- 1 C. À S. DE SAVON NOIR LIQUIDE
- 10 GOUTTES D'HUILE ESSENTIELLE DE MENTHE POULIOT

1 Mélanger tous les ingrédients dans un seau. L'huile essentielle de menthe Pouliot a pour propriété de faire fuir les puces du parquet.

2 Tremper une serpillière dans le mélange, bien l'essorer pour ne pas tremper le sol et la passer sur le parquet.

3 Laisser sécher sans rincer. Ce mélange convient pour les parquets bruts, huilés, cirés ou vitrifiés.

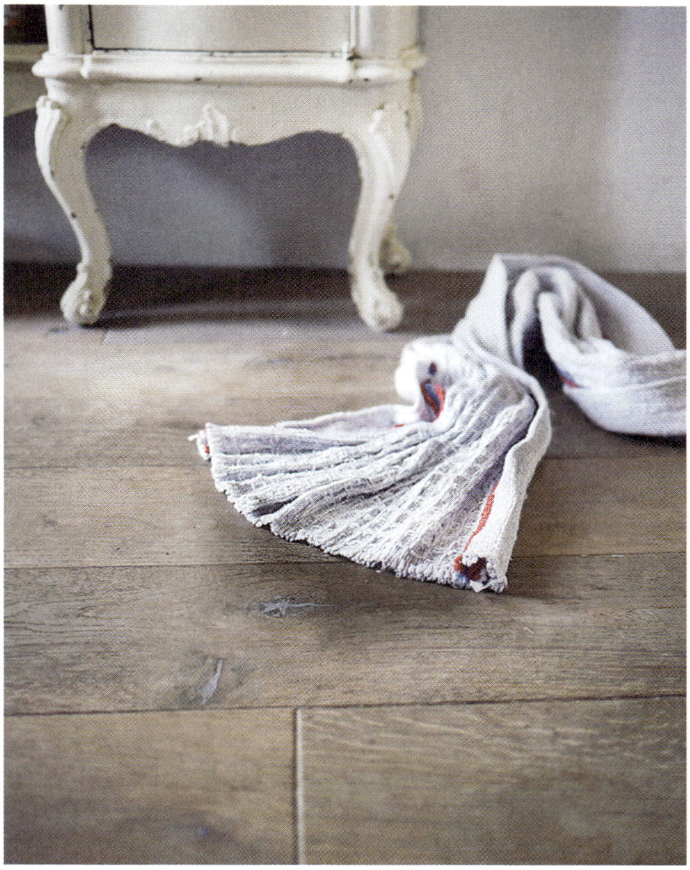

VARIANTE 2

- 75 CL DE SAVON NOIR LIQUIDE
- 3 C. À S. DE BICARBONATE DE SOUDE
- 20 GOUTTES D'HUILE ESSENTIELLE DE CITRONNELLE
- EAU CHAUDE

1 Mélanger tous les ingrédients dans un bidon, qui servira plusieurs fois. L'huile essentielle de citronnelle a des vertus anti-odeurs, antiseptiques, et elle repousse les fourmis.

2 Verser 1 bouchon de ce produit dans un seau contenant 3 l d'eau chaude. Délayer.

3 Tremper la serpillière dans le seau, l'essorer et la passer sur le parquet. En cas de tache, on peut aussi utiliser le mélange pur.

COMMENT FAIRE des lingettes de ménage

UN BOCAL À GARDER SOUS LA MAIN POUR PASSER UN PETIT COUP SUR LE PLAN DE TRAVAIL OU LA PLAQUE DE CUISSON. RIEN NE SE JETTE : NI LES LINGETTES NI LES JEANS ABÎMÉS...

MATÉRIEL

- UN VIEUX JEAN
- DU VINAIGRE BLANC
- 1 C. À S. DE BICARBONATE DE SOUDE
- DU ROMARIN
- UN GRAND BOCAL
- UNE PASSOIRE
- UN VAPORISATEUR

1 Verser du vinaigre blanc dans le bocal jusqu'à atteindre le quart, puis autant d'eau. Y mettre du romarin, faire chauffer puis laisser infuser jusqu'au lendemain (ou plus).

2 Découper dans un vieux jean des rectangles de tailles variables, entre 12 et 20 cm de côté.

3 Retirer le romarin du bocal et ajouter le bicarbonate. Mélanger. Plonger les coupons de jean dans le bocal sans les plier, jusqu'à remplir celui-ci. L'agiter pour bien imprégner le tissu.

4 Retourner le bocal dans une passoire posée sur un récipient et laisser s'égoutter afin que les lingettes soient bien humidifiées, mais pas détrempées.

5 Verser le liquide obtenu dans un vaporisateur : voilà un produit nettoyant pour toutes les surfaces. Conserver les lingettes dans le bocal fermé. Les passer à la machine après usage.

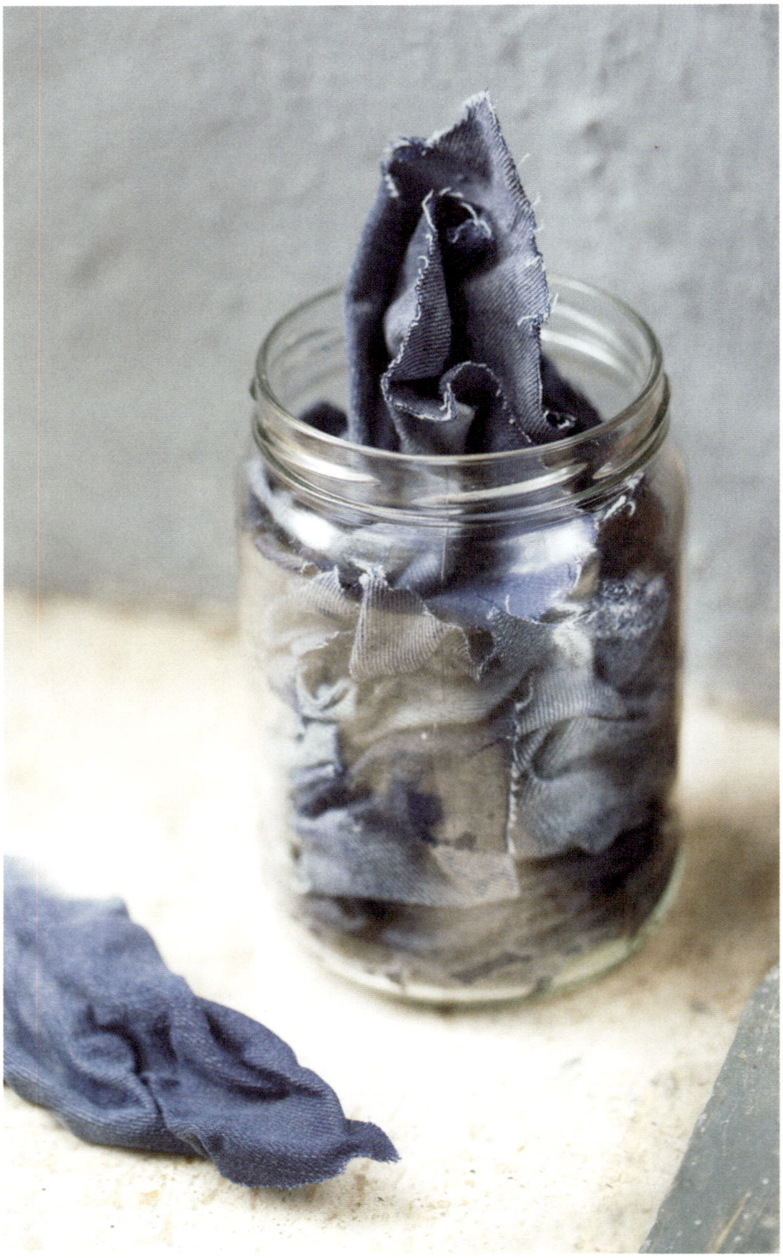

COMMENT COUDRE des lingettes démaquillantes

POURQUOI UTILISER DES LINGETTES JETABLES QUAND ON PEUT S'AMUSER À EN COUDRE DE BIEN JOLIES DANS DES CHUTES DE TISSU ? IL SUFFIT DE PRENDRE LE RÉFLEXE DE LES METTRE À LAVER APRÈS USAGE, AU LIEU DE LES JETER À LA POUBELLE. EN BONUS, LA PETITE POCHETTE QUI VA AVEC !

MATÉRIEL

- UNE (VIEILLE) SERVIETTE ÉPONGE
- DES CHUTES DE TISSU EN COTON
- DU FIL
- UN BOUTON
- DES ÉPINGLES
- UN MORCEAU D'ÉLASTIQUE OU DE RUBAN
- UNE AIGUILLE OU UNE MACHINE À COUDRE
- DES CISEAUX

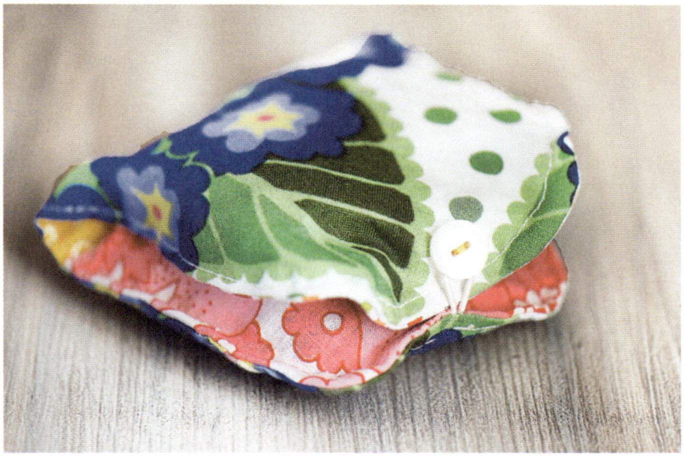

1 Pour faire les lingettes, découper des disques dans la serviette éponge et dans les chutes de tissu.

2 Les coudre par paires (une face en tissu éponge et l'autre en coton), soit en faisant un petit ourlet dans le coton, soit au moyen d'un zigzag tout autour.

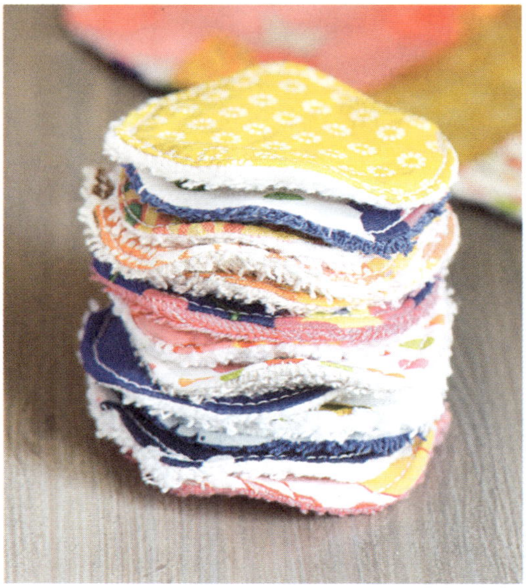

3 Pour réaliser la pochette, découper trois ovales dans des tissus différents. En assembler deux dos à dos et couper le troisième en deux pour faire les rabats, avec un ourlet sur les sections droites. Les coudre pour les assembler.

4 Fixer le bouton et le ruban afin de pouvoir fermer la pochette.

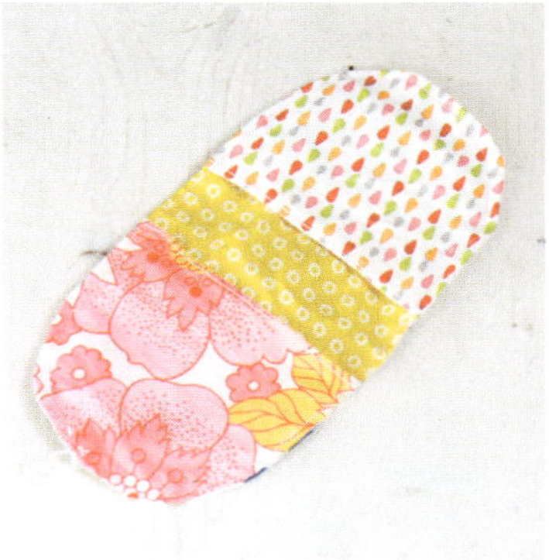

ASTUCE DÉMAQUILLANT

Pour se démaquiller efficacement, il n'y a pas trente-six solutions : il faut de l'huile. On prend celle que l'on veut. Par exemple celle de coco, qui sent si bon...

Comment fabriquer

du déodorant

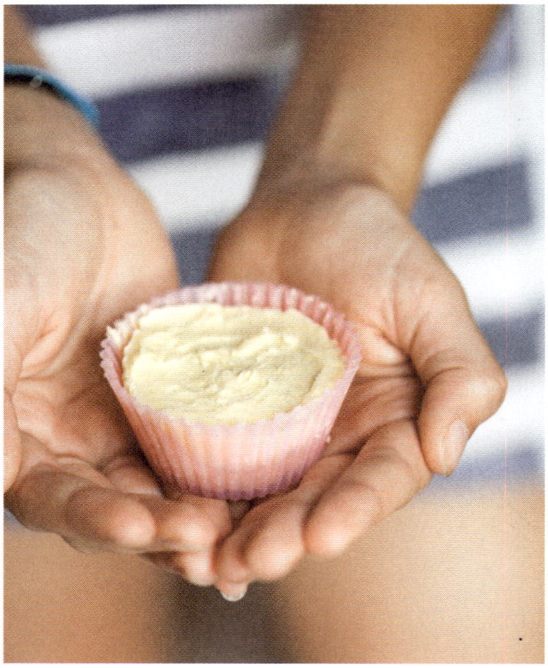

L'INGRÉDIENT DE BASE QUI GARANTIT L'EFFICACITÉ, C'EST LE BICARBONATE DE SOUDE. LES AUTRES PERMETTENT DE RÉALISER UN GALET PARFUMÉ D'UN USAGE PLUTÔT COMMODE ET DOUX. ON PEUT LE MOULER COMME ON VEUT, Y COMPRIS DANS UN ANCIEN STICK À MOLETTE.

INGRÉDIENTS

- 2 C. À S. D'HUILE DE COCO
- 1 C. À S. DE BICARBONATE DE SOUDE
- 2 C. À S. DE FÉCULE DE MAÏS
- 2 C. À S. DE CIRE D'ABEILLE
- 8 GOUTTES D'HUILES ESSENTIELLES (TEA TREE ET CITRON)

1 Faire fondre au bain-marie la cire et l'huile de coco, dans un petit récipient en verre.

2 Y incorporer le bicarbonate et la fécule de maïs. Bien mélanger afin d'obtenir une pâte. Ajouter les huiles essentielles avant qu'elle durcisse.

3 Avec cette quantité, il y a de quoi remplir un petit moule à muffin en silicone et un contenant de déodorant solide vide. Laisser figer avant de les utiliser.

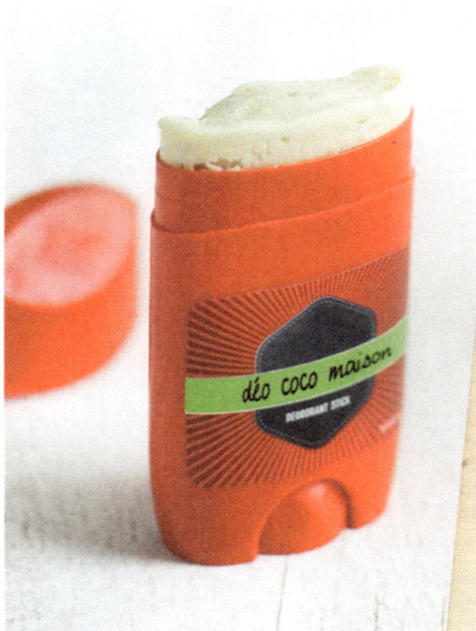

NB : la même recette sans la cire donne un déodorant sous forme de crème.

J'AI TESTÉ POUR VOUS

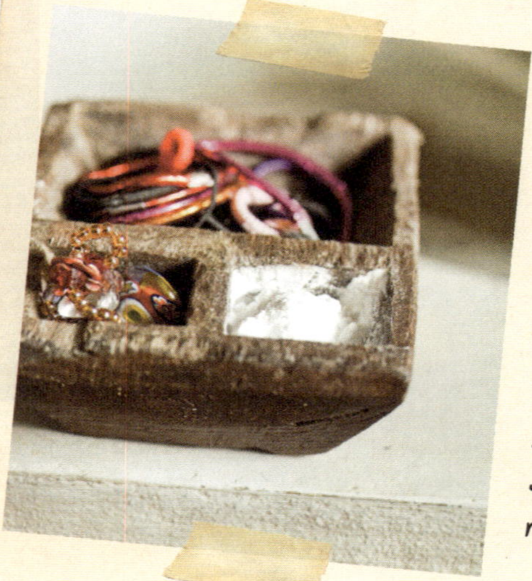

Depuis plusieurs années, mon déodorant se réduit au strict nécessaire : juste du bicarbonate de soude ! Il suffit d'en laisser un petit pot à disposition dans la salle de bains, d'humecter son doigt et de le passer sous les aisselles. Si votre peau le supporte, rien n'est plus efficace !

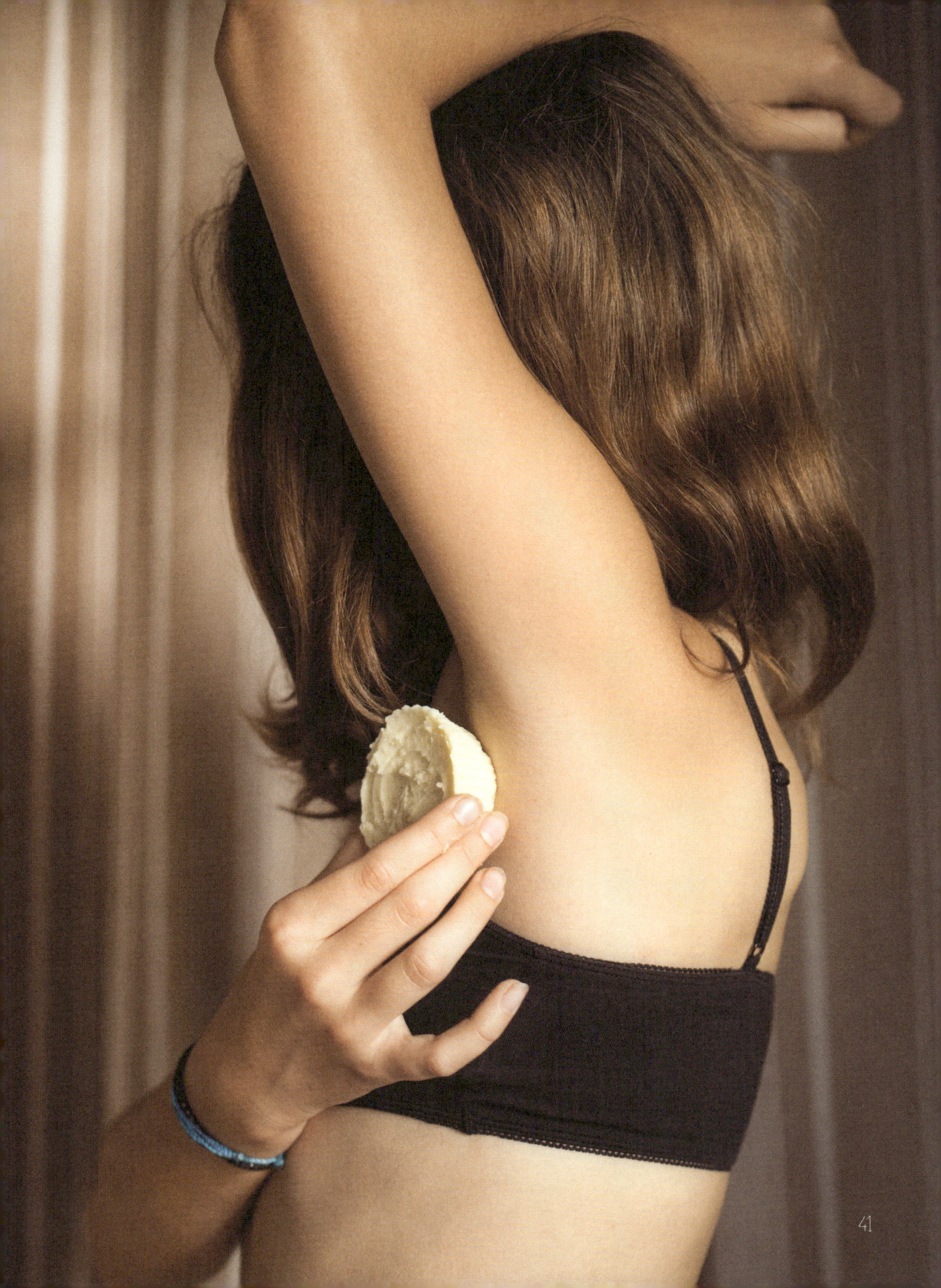

Comment fabriquer

des serviettes hygiéniques avec un vieux parapluie

POUR LUTTER CONTRE LA CALAMITÉ QUE SONT POUR LA PLANÈTE LES SERVIETTES HYGIÉNIQUES JETABLES (PLUS DE 10 000 DANS LA VIE D'UNE FEMME !), L'UNE DES OPTIONS EST DE SE FABRIQUER DES SERVIETTES LAVABLES. PARMI LES AUTRES, IL Y A LES CUPS EN SILICONE. ET PUIS ÇA VAUT LA PEINE DE S'INTÉRESSER AU F.I.L., LE FLUX INSTINCTIF LIBRE : UNE FAÇON DE SE FAIRE CONFIANCE PLUTÔT QUE DE METTRE CE QU'ON APPELLE DES « PROTECTIONS » FÉMININES.

MATÉRIEL

- DU TISSU EN COTON DOUX
- DU TISSU-ÉPONGE ABSORBANT
- UN VIEUX PARAPLUIE (OU AUTRE TISSU IMPERMÉABLE)
- DES BOUTONS-PRESSION ET LA PINCE APPROPRIÉE
- UNE MACHINE À COUDRE

1 Découper les trois sortes de tissu en suivant les patrons ci-contre. On trouve en magasin bio du tissu absorbant vendu pour mettre dans les couches des bébés. Pour ce qui est du tissu imperméable, l'astuce consiste à utiliser un vieux parapluie, mais on peut aussi acheter du tissu *ad hoc* (qui s'appelle « PUL »).

2 Positionner l'éponge (b) sur l'envers du tissu coton (a). Mettre dessus la bande de tissu parapluie (c), côté imperméable contre l'éponge, et la coudre au ras de l'éponge. Couper les arrondis. En cas de flux important, on peut superposer plusieurs tissus-éponges.

3 Positionner endroit contre endroit le lot (a-b-c) que l'on vient de coudre et l'autre partie imperméable (d). Veiller à ne pas mettre d'épingles qui endommageraient l'imperméabilité.

4 Coudre tout autour, à l'exception de quelques centimètres, et retourner l'ensemble à l'aide d'une baguette chinoise ou d'un crayon. Surpiquer au plus près du bord.

5 Mettre des boutons-pression à l'aide d'une pince adéquate. On peut aussi coudre un petit morceau de Velcro.

6 Avec un parapluie, on peut faire huit serviettes hygiéniques et même une pochette de transport imperméable, en utilisant la pointe.

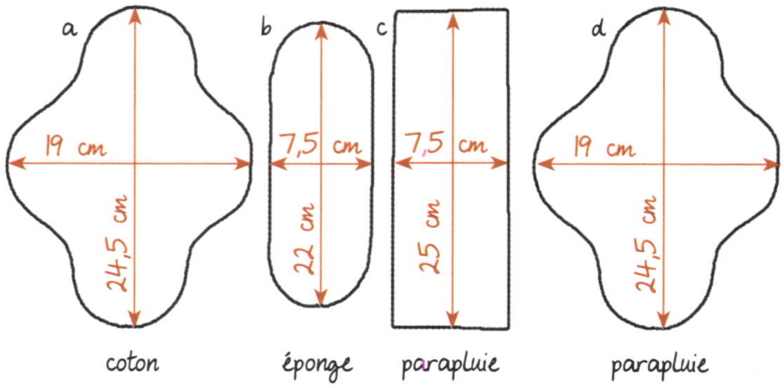

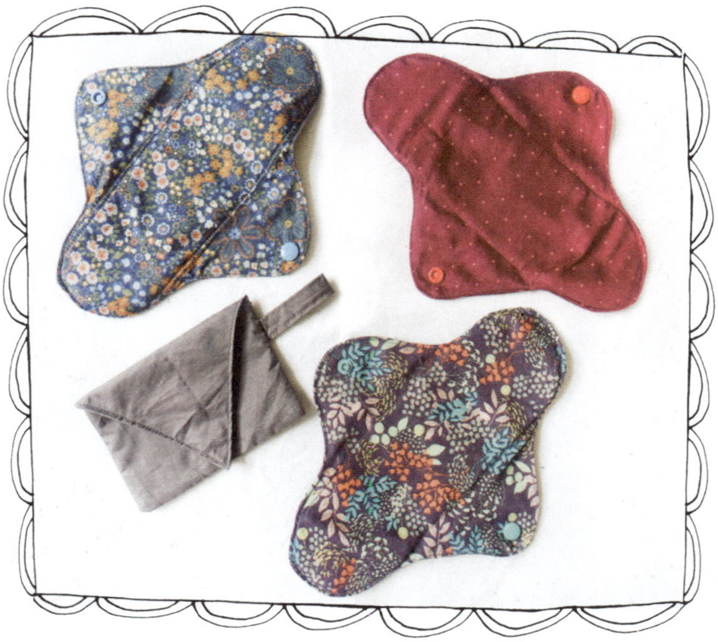

Comment faire des masques de beauté

MASQUE HYDRATANT

- 3 C. À C. D'ARGILE BLANCHE
- 3 C. À C. DE LAIT
- 1 C. À C. DE MIEL

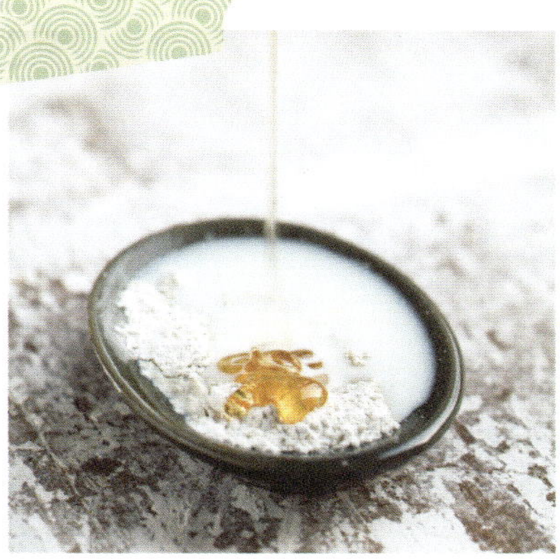

MASQUE POUR PEAU SÈCHE

- 1 BLANC D'ŒUF
- 1 C. À S. DE LAIT EN POUDRE
- 1 C. À C. DE MIEL

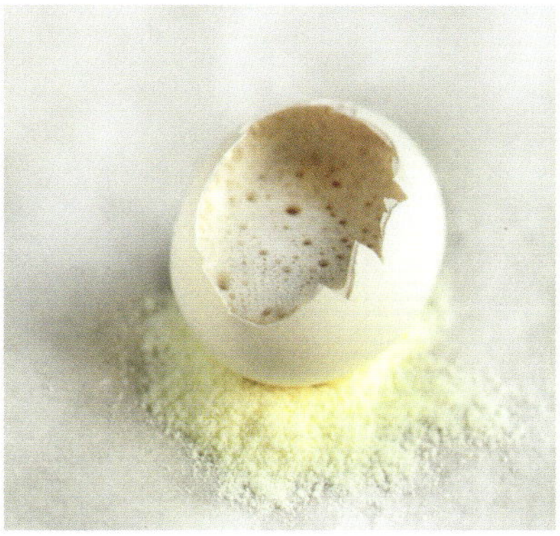

MASQUE POUR PEAU GRASSE

- 1 POIGNÉE DE PÉTALES DE ROSE (MIXÉS)
- 3 C. À C. DE FARINE DE POIS CHICHE
- 3 C. À C. DE YAOURT NATURE
- 1 C. À C. DE MIEL LIQUIDE

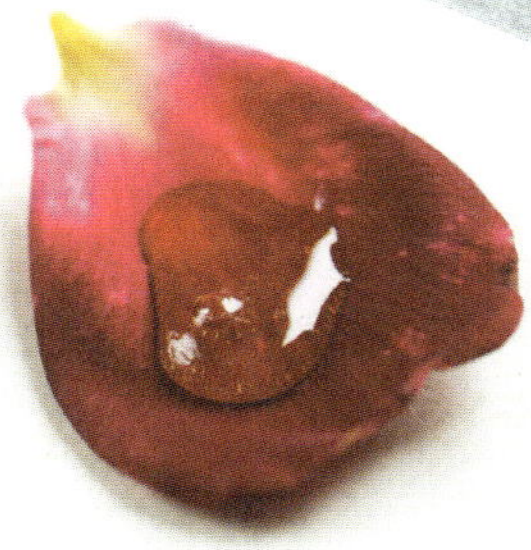

MASQUE ANTI-POINTS NOIRS

- 1 BLANC D'ŒUF
- 1 C. À C. DE BICARBONATE DE SOUDE
- 1 C. À S. DE FÉCULE DE MAÏS
- DES COTONS DÉMAQUILLANTS

Imbiber les cotons et les laisser agir pendant 30 minutes.

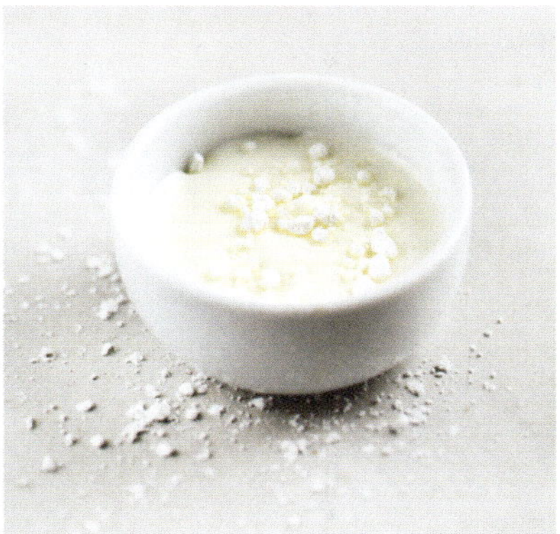

MASQUE RAJEUNISSANT DE MARIE-ANTOINETTE

- 1 BLANC D'ŒUF EN NEIGE
- LE JUS DE 1/2 CITRON
- 4 C. À C. DE LAIT EN POUDRE
- 1 C. À C. D'HYDROLAT D'HAMAMÉLIS

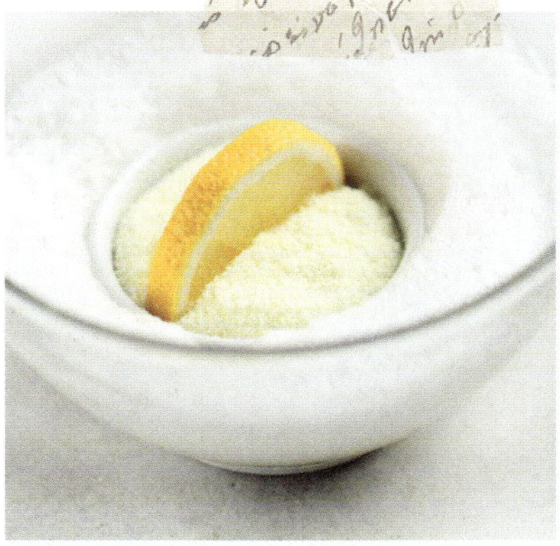

MASQUE MOUSSANT ANTI-ACNÉ

- 1/2 SACHET DE LEVURE CHIMIQUE
- 1 C. À S. DE JUS DE CITRON
- 1 C. À C. DE MIEL LIQUIDE

Appliquer sur la peau seulement 5 minutes (ça pique un peu !).

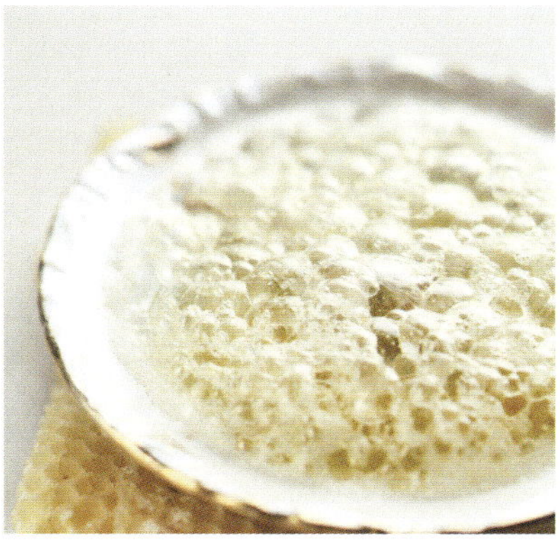

Comment expérimenter des shampoings

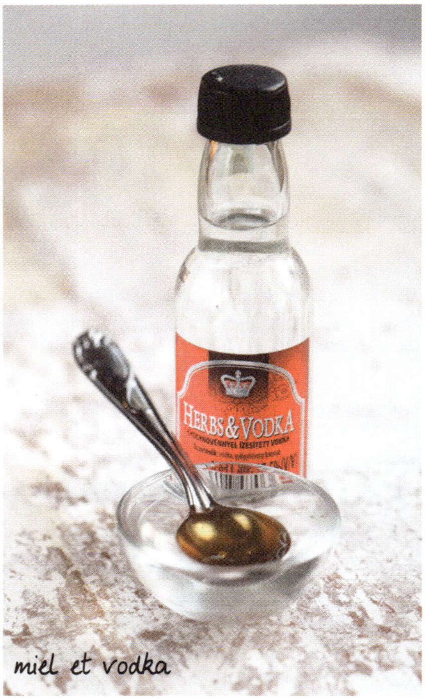

miel et vodka

MIEL ET VODKA

Mélanger 2 c. à s. de miel, 2 c. à s. de vodka et 1 c. à c. de vinaigre blanc.

LEVURE CHIMIQUE

Un sachet dilué dans un fond de verre d'eau, tout simplement. Très pratique à emporter en voyage !

BICARBONATE

Aussi simple que la levure. On peut aussi le diluer dans une infusion de menthe et de romarin.

ARGILE BLANCHE OU RHASSOUL

Mélanger 2 c. à s. avec un peu d'eau pour former une pâte. Très efficace sur les cheveux gras.

FARINE DE POIS CHICHE

Aussi efficace que l'argile. Bien rincer pour éviter les traces.

ŒUF-CITRON

Casser 2 œufs dans un bocal avec 1 c. à s. de vinaigre blanc, le jus de 1 citron et un peu de cannelle en poudre (sauf en cas de cuir chevelu irrité). Secouer pour mélanger. Lavant et nourrissant.

J'ai testé pour vous

LE SHAMPOING SEC

Mélanger 1 c. à s. d'argile en poudre, 1 c. à s. de fécule de maïs et 1 c. à s. de cacao (pour se rapprocher de la teinte des cheveux châtains). Répartir la poudre, masser, puis brosser pour l'éliminer.

Résultat : c'est vrai que les cheveux ne sont plus gras, mais un peu secs et blanchis. Pas mal pour sauver la mise à la dernière minute, mais à alterner avec de vrais shampoings nourrissants, à mon avis.

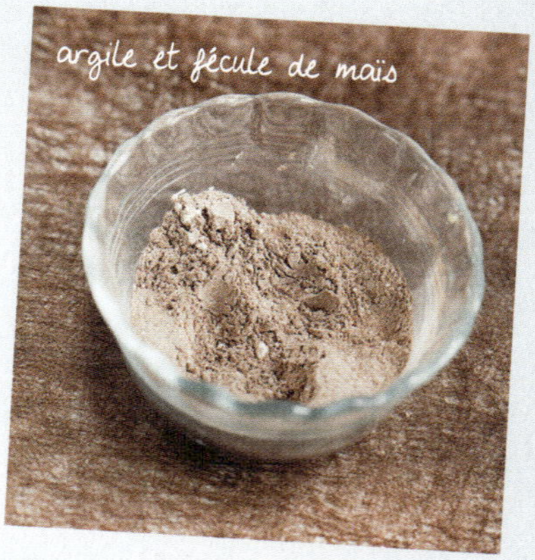
argile et fécule de maïs

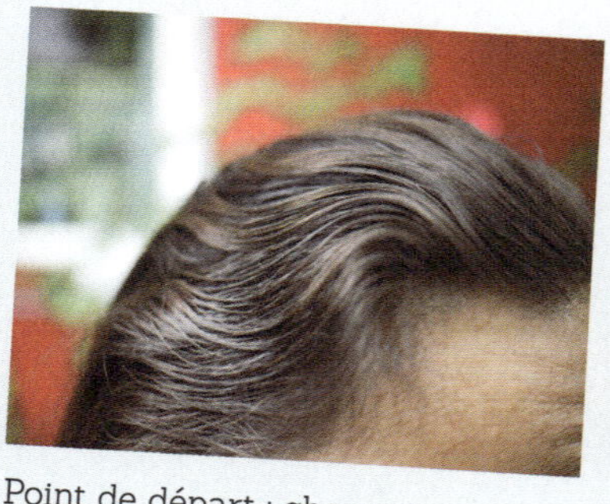
Point de départ : cheveux gras

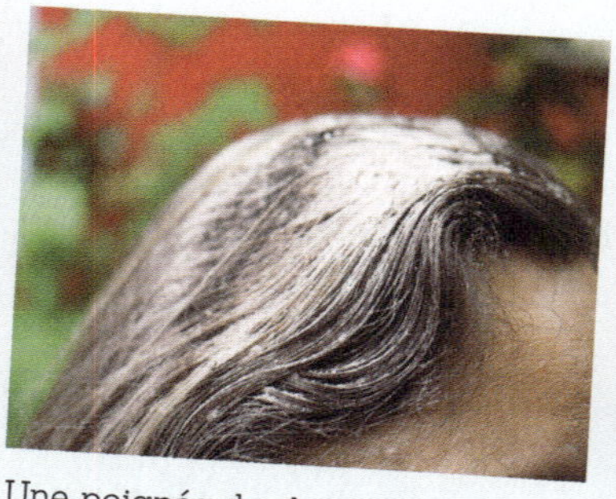
Une poignée de shampoing sec

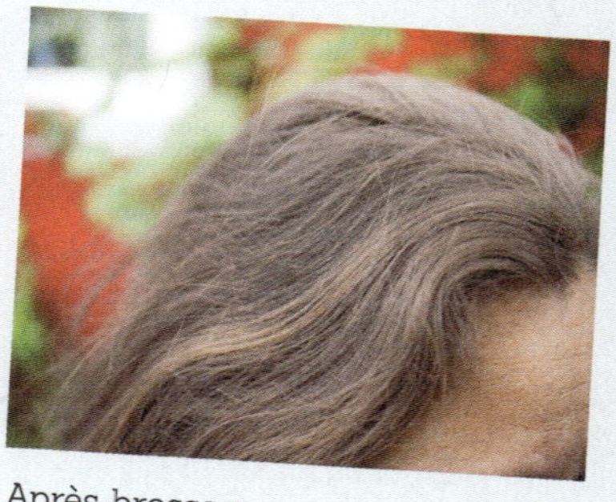
Après brossage

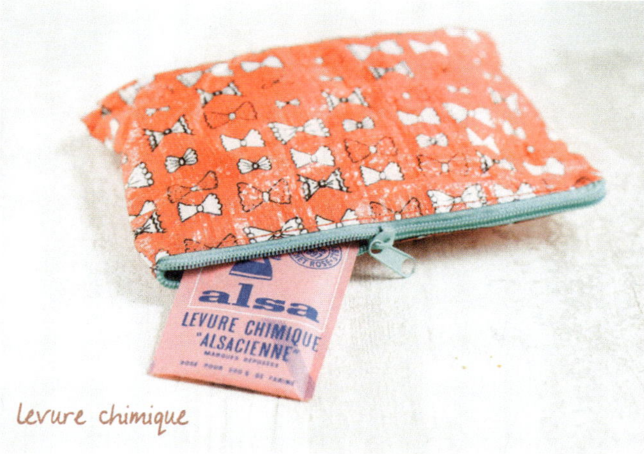

levure chimique

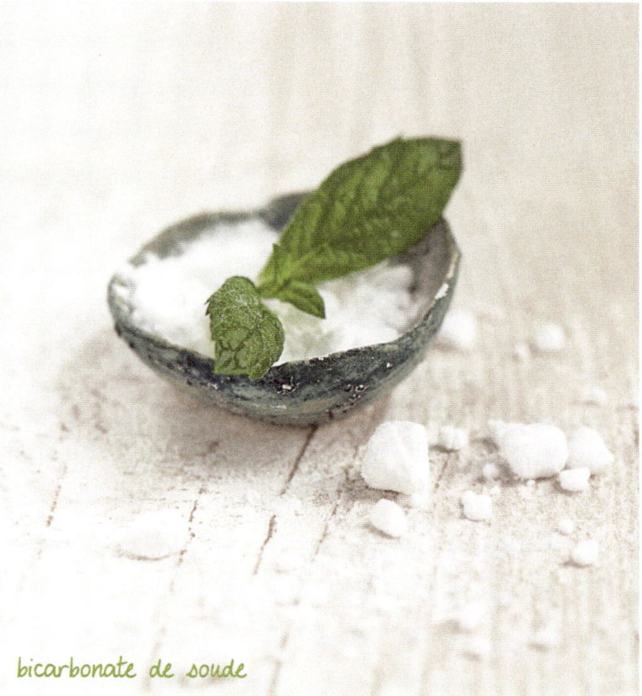
bicarbonate de soude

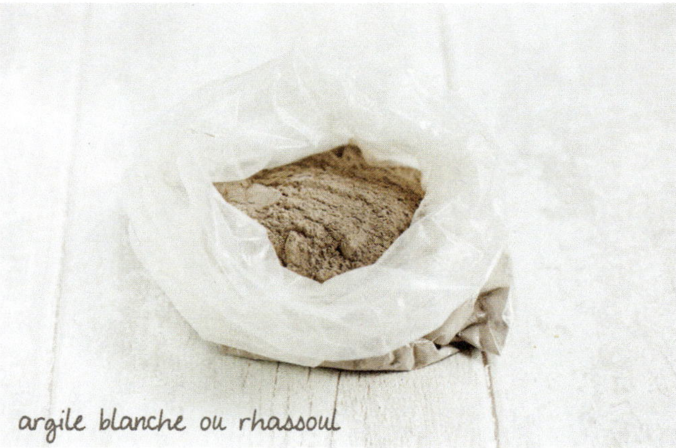
argile blanche ou rhassoul

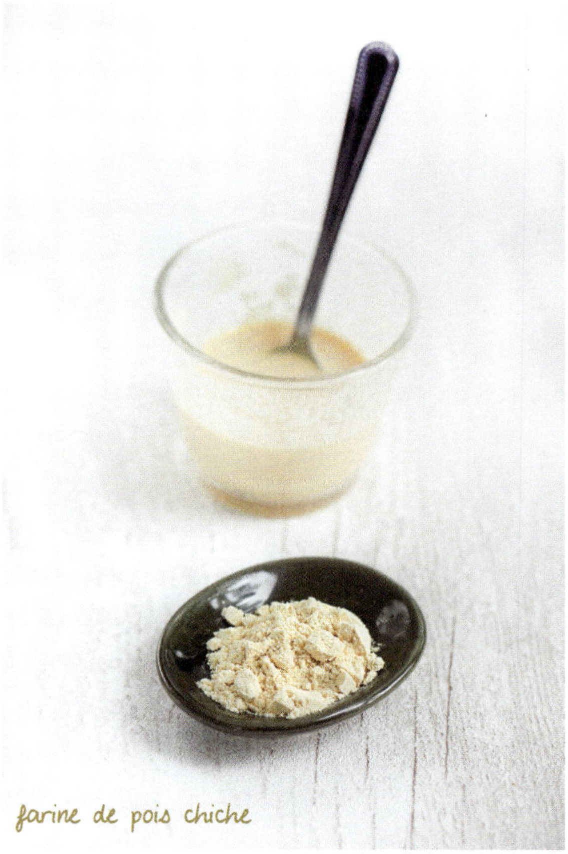
farine de pois chiche

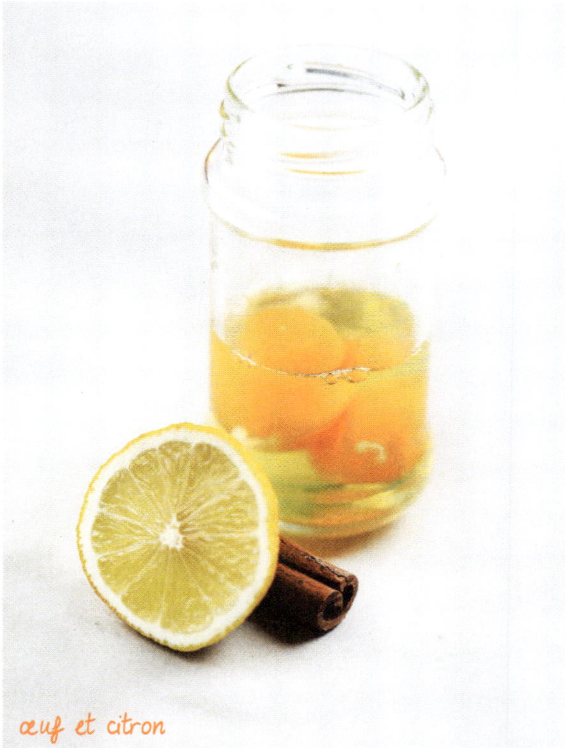
œuf et citron

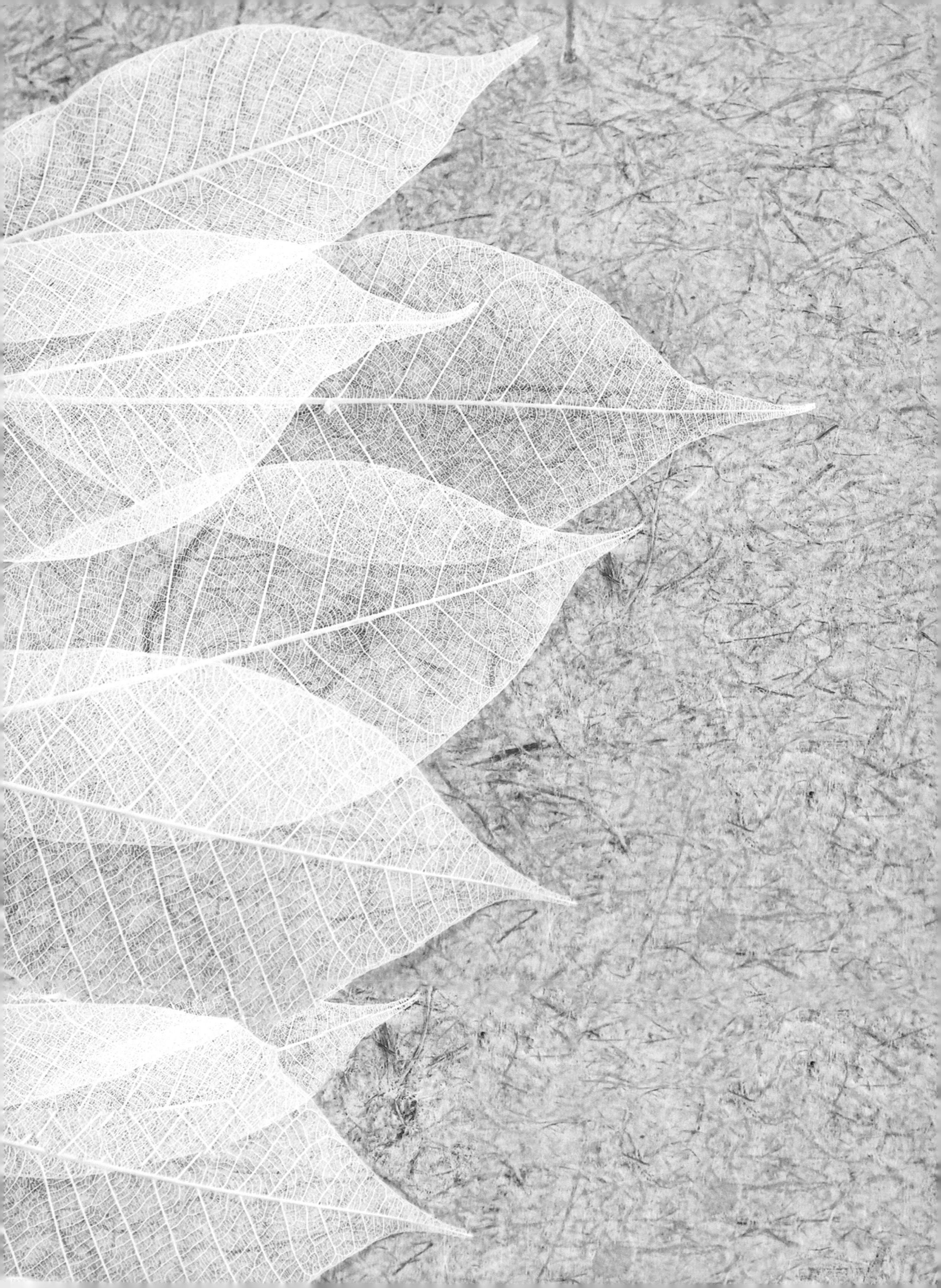

MAISON & OBJETS

Comment fabriquer une bougie éternelle

UNE ASTUCE DÉCOUVERTE AU COURS D'UN SALON SUR LES MODES DE VIE ALTERNATIFS : COMMENT FABRIQUER EN RÉCUP' UNE LAMPE À HUILE AVEC UN MORCEAU DE BOUTEILLE. FACILE ET IMPRESSIONNANT !

MATÉRIEL

- UNE PETITE BOUTEILLE EN PLASTIQUE
- UNE FEUILLE DE PAPIER TOILETTE
- UN RÉCIPIENT (DE PRÉFÉRENCE TRANSPARENT)
- DE L'EAU
- DE L'HUILE VÉGÉTALE (DE CUISINE)
- UNE PERCEUSE AVEC UNE MÈCHE TRÈS FINE
- UN CUTTER ET DES CISEAUX
- DES ALLUMETTES OU UN BRIQUET

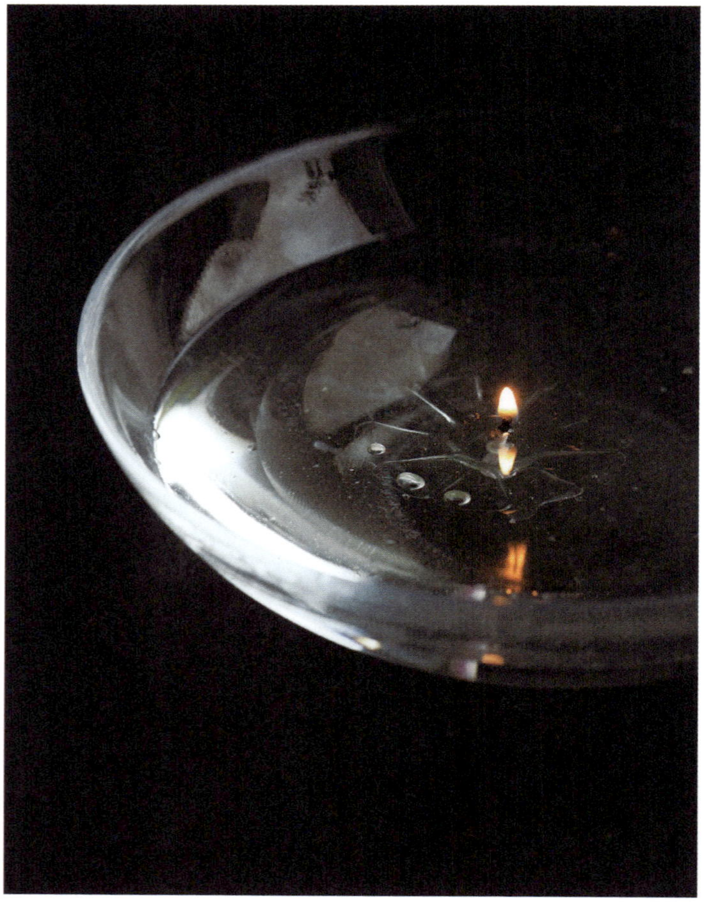

1 Découper le fond de la bouteille de façon à obtenir une fleur quasi plate.

2 Percer le centre de cette fleur à l'aide d'une perceuse équipée d'une mèche très fine (2 mm de diamètre environ).

3 Découper le quart d'une feuille de papier toilette et le rouler aussi serré que possible afin de fabriquer une mèche. L'enfiler dans le trou et la laisser dépasser de 1,5 cm au-dessus (côté creux) et de 0,5 cm en dessous (côté bombé). Couper l'excédent de mèche.

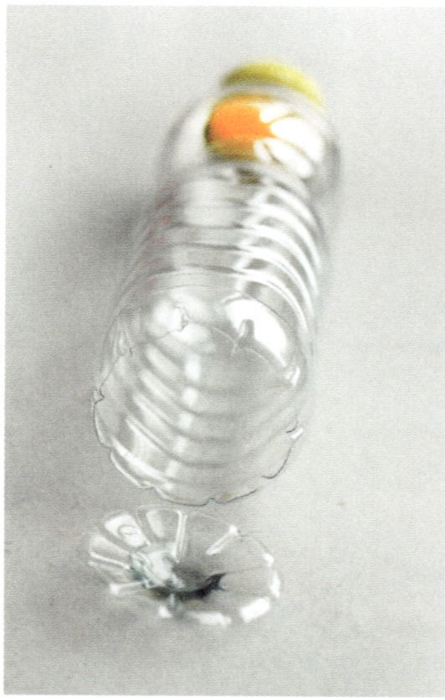

4 Verser de l'eau dans le récipient, puis de l'huile, qui va former une nappe flottant à la surface.

5 Déposer la fleur sur l'huile. Celle-ci va couler dans les rainures et imbiber la mèche. L'allumer. La bougie fonctionnera tant qu'il restera de l'huile. On peut en verser à nouveau, sans fin, sans même changer la mèche !

Comment fabriquer

une carte postale en papier à faire germer

UNE JOLIE EXPÉRIENCE POUR METTRE DU VERT DANS LA MAISON : FABRIQUER SOI-MÊME SON PAPIER RECYCLÉ ET Y INCORPORER DES GRAINES. LE DESTINATAIRE N'AURA PLUS QU'À ARROSER LA CARTE AINSI RÉALISÉE, ET ELLE POUSSERA !

MATÉRIEL

- UN JOURNAL
- UNE BASSINE
- DES GRAINES À FAIRE GERMER → *en magasin bio*
- UN TAMIS FIN → *comme un couvercle anti-éclaboussures*
- UN ROBOT MIXEUR
- UN TORCHON
- UNE ENVELOPPE
- DES CISEAUX

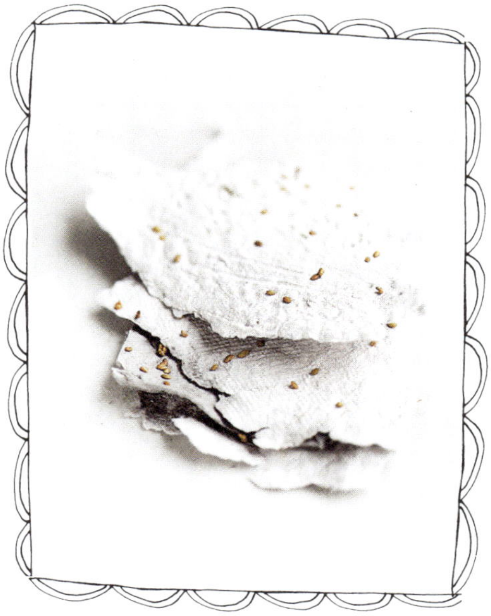

1 Déchiqueter les feuilles de papier journal et les faire tremper dans une bassine d'eau pendant une demi-journée (ou plus).

2 Les passer au mixeur pour les réduire en bouillie.

3 Ajouter les graines, en mélangeant à la main, cette fois.

4 Étaler cette bouillie sur le tamis et presser pour extraire le plus d'eau possible. Achever d'extraire l'eau en pressant un torchon dessus.

5 Laisser sécher au-dessus d'un radiateur jusqu'au lendemain.

6 Quand le papier est sec, le découper en forme de carte postale et l'envoyer avec des explications. Il faudra arroser la carte un peu chaque jour pour la voir pousser.

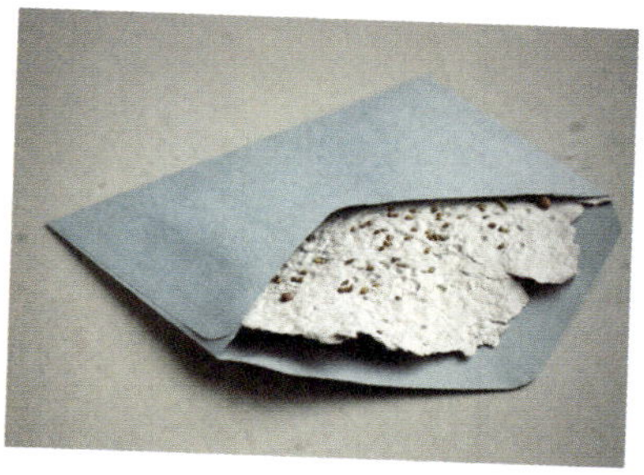

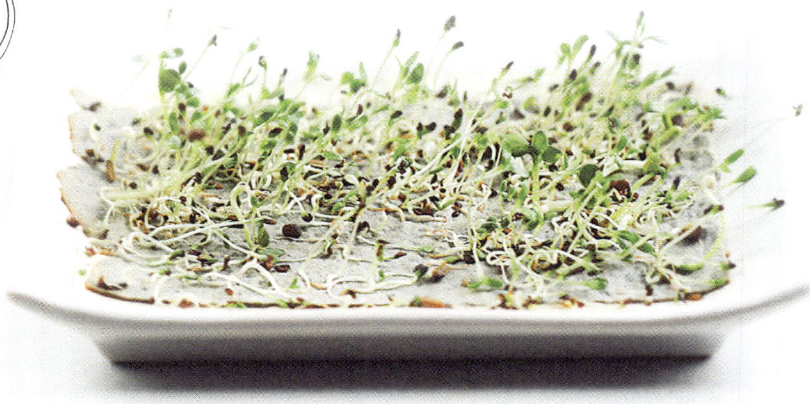

Comment fabriquer de la colle naturelle

PARMI LES PETITES FOURNITURES DU QUOTIDIEN DONT ON PEUT ÉVITER L'ACHAT, ET SE DÉSENGAGER AINSI DE L'USAGE DES SOLVANTS CHIMIQUES, IL Y A LA COLLE ORDINAIRE, QUI SE FABRIQUE EN QUELQUES MINUTES AVEC DE LA FARINE. CERTAINS AJOUTENT DU SUCRE ; IL N'EST PAS INDISPENSABLE.

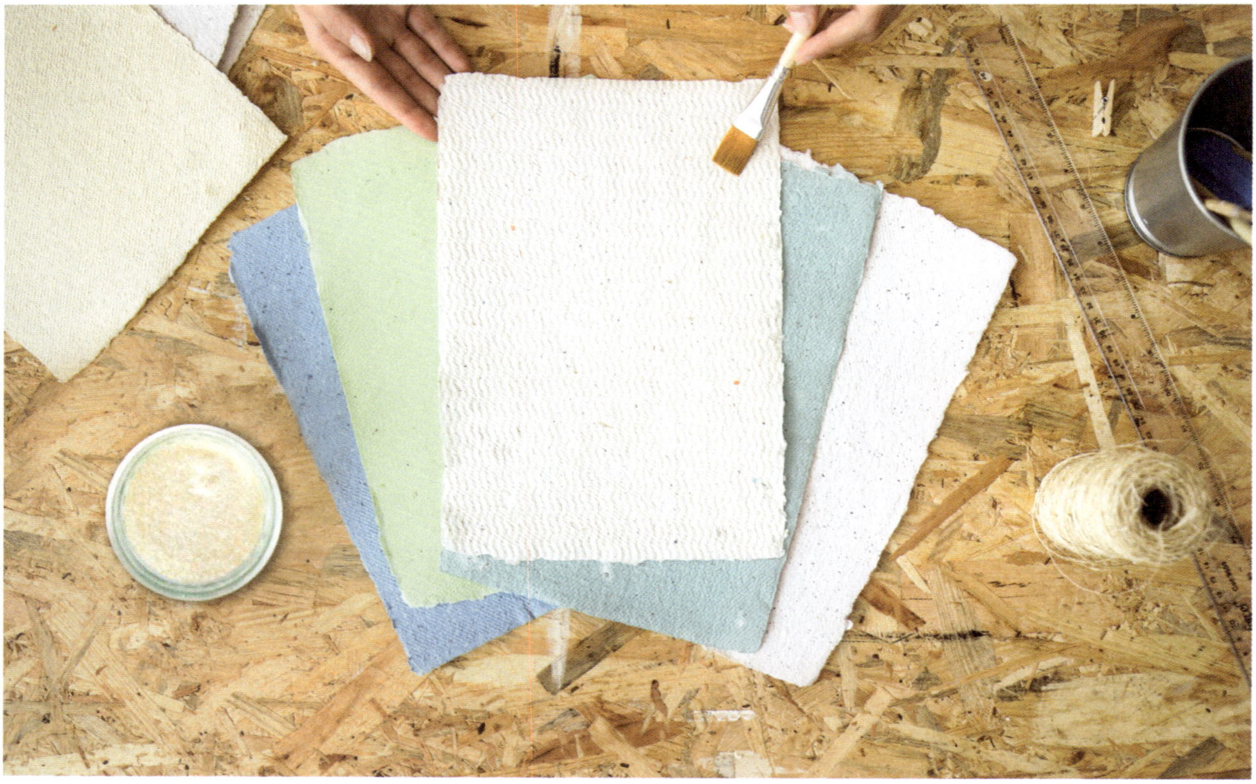

INGRÉDIENTS

- 1 VERRE DE FARINE
- 1 VERRE D'EAU
- 1 C. À C. DE VINAIGRE BLANC

1 Délayer la farine dans un petit peu d'eau, au fond d'une casserole, puis ajouter progressivement tout le reste de l'eau en mélangeant bien.

2 La porter sur le feu et faire épaissir jusqu'à obtenir la consistance désirée.

3 Ajouter le vinaigre, qui évite le jaunissement de la colle.

4 La colle s'utiliser au pinceau, comme une colle ordinaire. Elle fonctionne particulièrement bien avec le papier, même sur un mur ou sur un support en bois. Comme elle ne se conserve que quelques jours, on en fait seulement la quantité dont on a besoin.

COMMENT FAIRE de la peinture à la chaux

NATURELLE, ÉCOLOGIQUE ET DIX FOIS, VOIRE CENT FOIS, MOINS CHÈRE QUE LA PEINTURE, LA CHAUX EST UN MERVEILLEUX MATÉRIAU QUI LAISSE RESPIRER LES MURS : ELLE CAPTE L'HUMIDITÉ ET EN ÉVITE LES REMONTÉES. ADDITIONNÉE DE PIGMENTS NATURELS, ELLE DONNE UNE BELLE MATIÈRE IRRÉGULIÈRE AUX TEINTES VELOUTÉES.

1 Les supports doivent être poreux : plâtre, brique, pierre, bois brut, placo, enduit frais ou sec. Sinon, utiliser un apprêt spécifique.

2 Mélanger la chaux et l'eau dans un seau. Si le mur présente des petits défauts à cacher, on pourra faire un chaulage un peu épais : 1 volume de chaux pour 1 volume d'eau. Si on vise seulement de la peinture décorative, on fait un badigeon, soit 1 volume de chaux pour 2 volumes d'eau. On pourra la diluer encore (1 pour 5) pour la dernière couche, afin de réaliser une eau-forte avec des effets colorés, voire une patine (1 pour 15).

3 Le chaulage s'applique plutôt brut. Le badigeon, lui, gagne à être additionné de caséine, qui sert de fixateur. La diluer dans un peu d'eau tiède et l'ajouter dans le seau.

4 Si on réalise un badigeon, une eau-forte ou une patine, ajouter les pigments choisis. Faire des tests de couleur en commençant par de toutes petites doses. Leur poids ne doit pas dépasser 10 % du poids de la pâte de chaux. Faire des essais sur le support jusqu'au séchage complet. Attention, c'est surprenant : la teinte perdra environ la moitié de son intensité en séchant !

5 Humidifier les murs au vaporisateur, puis les peindre comme avec une peinture ordinaire, en prenant soin de se protéger (le pH élevé est irritant). On peut aussi talocher le mur, selon l'effet désiré.

6 Appliquer ainsi deux ou trois couches, de plus en plus diluées, pour accentuer les contrastes.

MATÉRIEL

- CHAUX AÉRIENNE EN POUDRE (1 KG = ENVIRON 25 M²)
- CASÉINE EN POUDRE (50 G POUR 1 KG DE CHAUX)
- PIGMENTS NATURELS
- SEAU POUR LE MÉLANGE
- VAPORISATEUR
- GANTS ET PROTECTION POUR LES YEUX
- ROULEAU, BROSSE ET PINCEAU ORDINAIRES

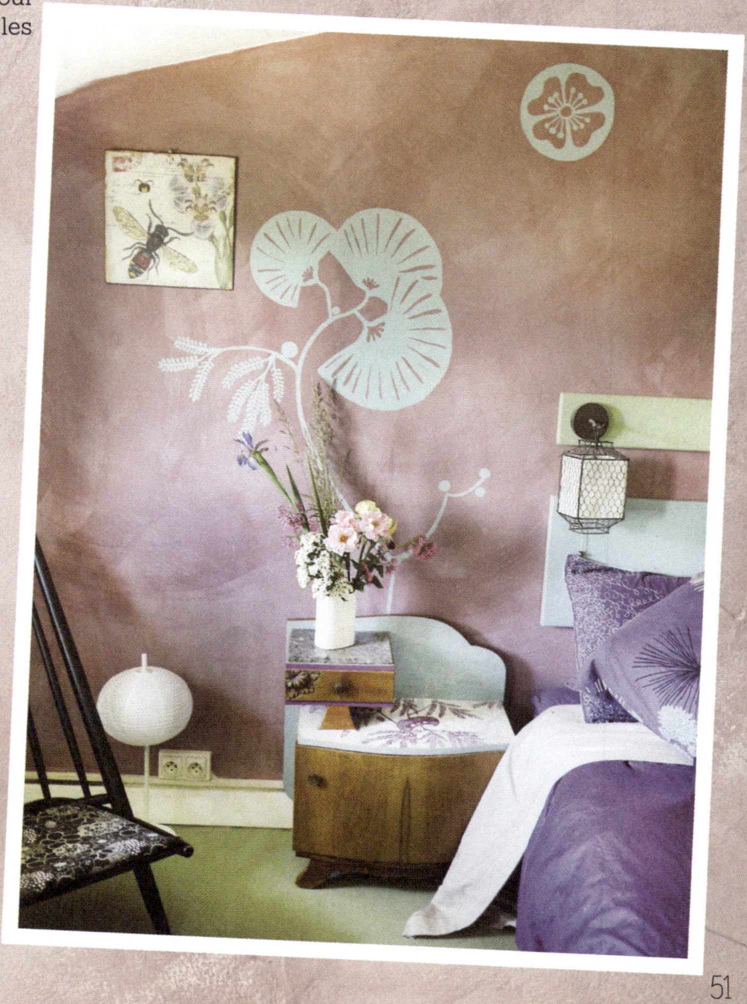

Comment fabriquer

un petit chauffage d'appoint à la bougie

UN EFFET NON NÉGLIGEABLE POUR UN COÛT MINIMAL !

MATÉRIEL

- UN POT EN TERRE DE 11 CM DE DIAMÈTRE
- UN POT EN TERRE DE 15 CM DE DIAMÈTRE
- UN POT EN TERRE DE 20 CM DE DIAMÈTRE
- UNE COUPELLE EN TERRE POUR LA BASE
- 30 CM DE TIGE FILETÉE DE 6 MM DE DIAMÈTRE
- 8 ÉCROUS DE 6 MM
- 6 RONDELLES LARGES
- 2 RONDELLES ENCORE PLUS LARGES (SELON LA TAILLE DU TROU DU GROS POT)
- 2 RACCORDS DE TIGE DE 2 CM
- DES BOUGIES
- UNE PINCE
- UNE PERCEUSE AVEC UN FORET À BÉTON DE 6

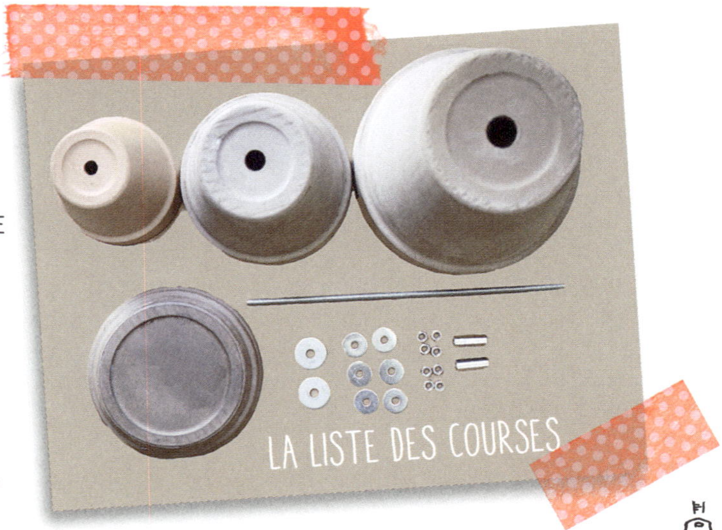

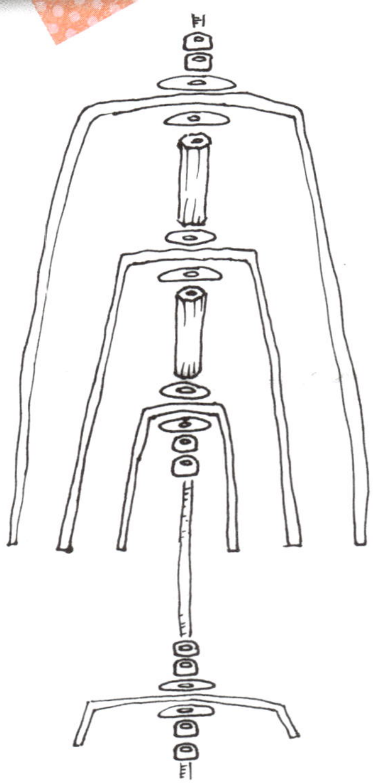

1 Immerger la coupelle dans de l'eau pendant 30 minutes pour faciliter le perçage, puis percer au centre un trou de 6 mm.

2 Fixer l'extrémité de la tige filetée sur cette base avec 2 écrous et une rondelle dessous et dessus. Bien serrer à la pince les 2 écrous pour les bloquer : c'est l'astuce pour que l'ensemble ne bouge plus.

3 Environ 19 cm plus haut sur la tige, enfiler 2 écrous, une rondelle, le petit pot à l'envers, une rondelle puis le raccord de tige.

4 Enfiler une rondelle puis le pot de taille moyenne. Son pourtour inférieur devrait être au même niveau que celui du petit pot. Au besoin, dévisser un peu le raccord pour le remonter et parfaire cet ajustement.

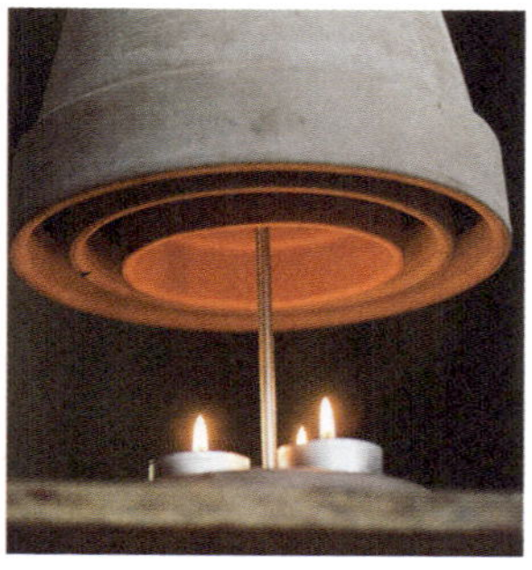

5 Terminer par une plus grande rondelle, le grand pot (aligné sur la base, comme le précédent), l'autre grande rondelle et deux écrous. Sur la photo finale, on a ajouté un écrou borgne à seule fin esthétique.

6 Poser les bougies sur la base et les allumer : la chaleur va monter sous les pots et se diffuser beaucoup plus efficacement que si on se contentait de consumer les bougies seules.

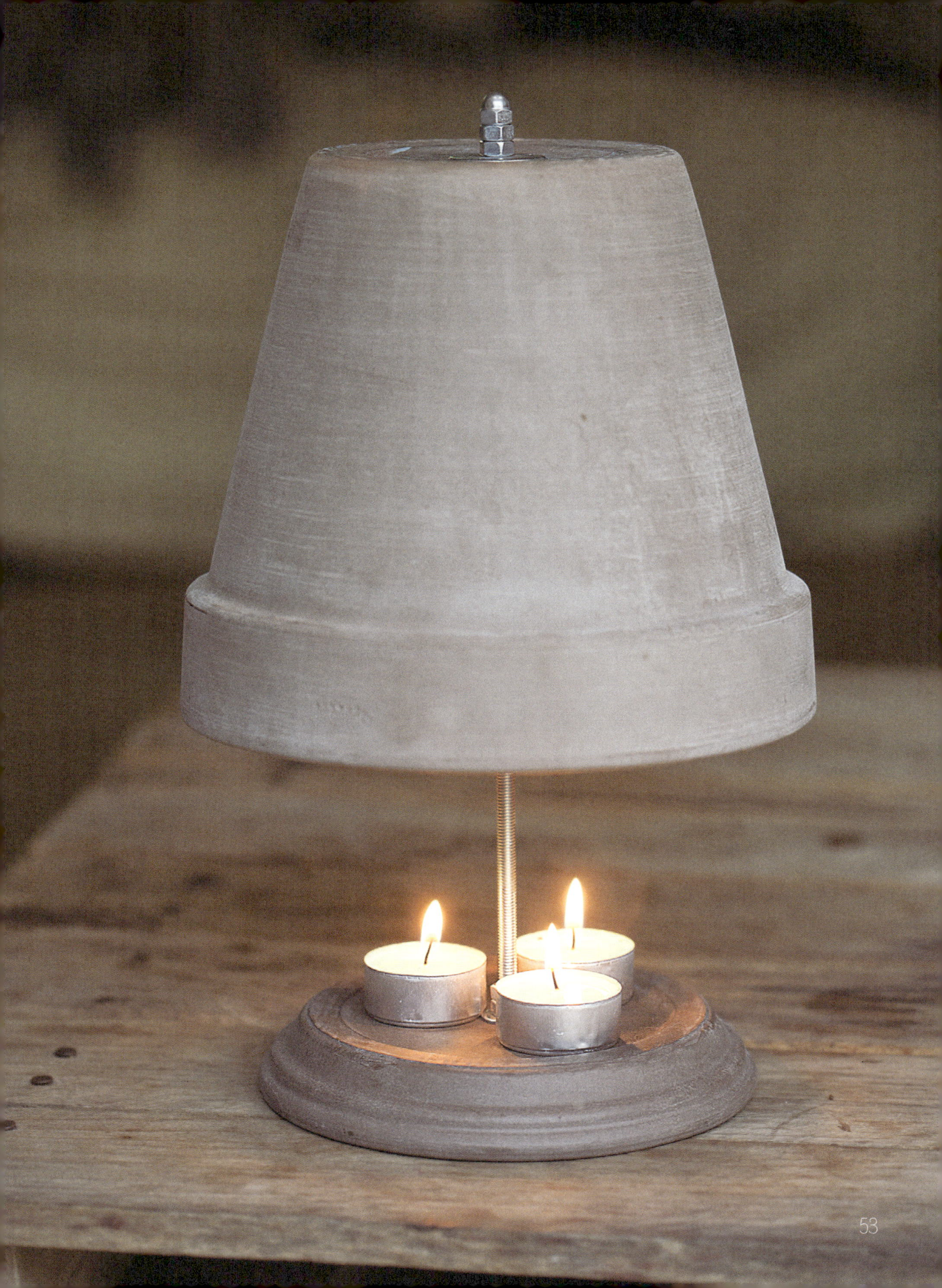

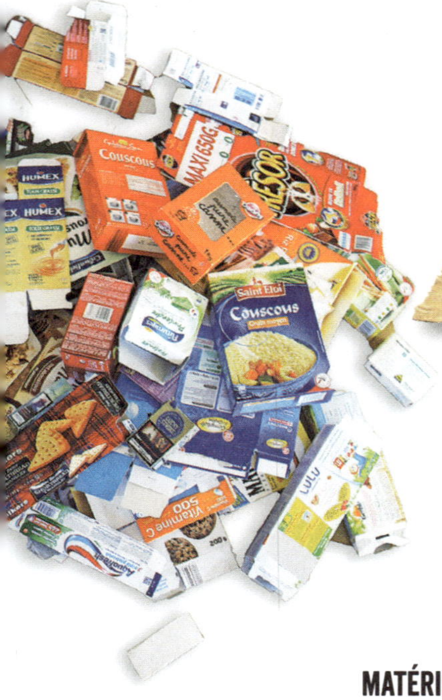

Comment fabriquer une favela lumineuse en emballages de carton

UN BRICOLAGE LUDIQUE ET PUREMENT DÉCO, QUI PERMET DE PRENDRE CONSCIENCE DU VOLUME DE NOS EMBALLAGES AU QUOTIDIEN, AVANT D'ALLER VERS UNE DÉMARCHE « ZÉRO DÉCHET ».

MATÉRIEL

- DES BOÎTES EN CARTON
- UNE GUIRLANDE LUMINEUSE
- DU RUBAN ADHÉSIF
- UN PISTOLET À COLLE
- UN FEUTRE NOIR
- UN CUTTER

1 Ouvrir chacun des emballages en décollant les parties collées. Les retourner afin d'obtenir des boîtes unies et les maintenir fermées avec du ruban adhésif.

2 Les assembler en commençant par les plus grosses et les plus solides à la base. Les maintenir ensemble à l'aide du pistolet à colle.

3 Dessiner des portes et des fenêtres sur les façades.

4 Percer des fenêtres et l'arrière des boîtes les plus accessibles pour faire passer la guirlande lumineuse à l'intérieur.

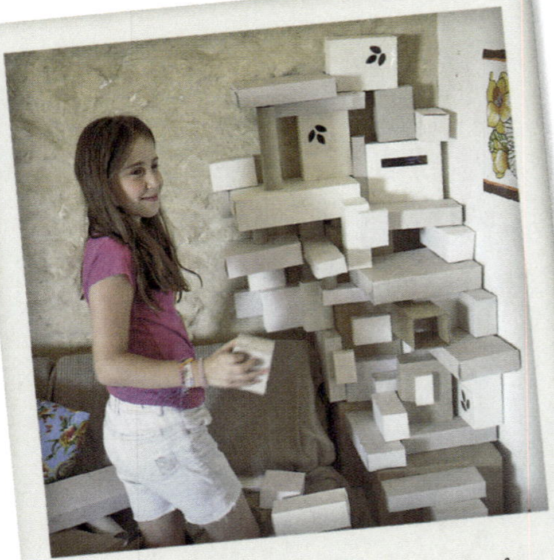

Un gros boulot qui peut occuper les enfants tout un mercredi.

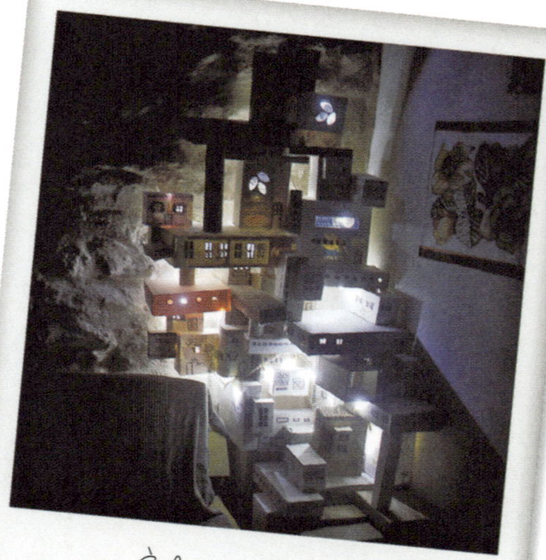

À la nuit tombée, les petites fenêtres s'allument...

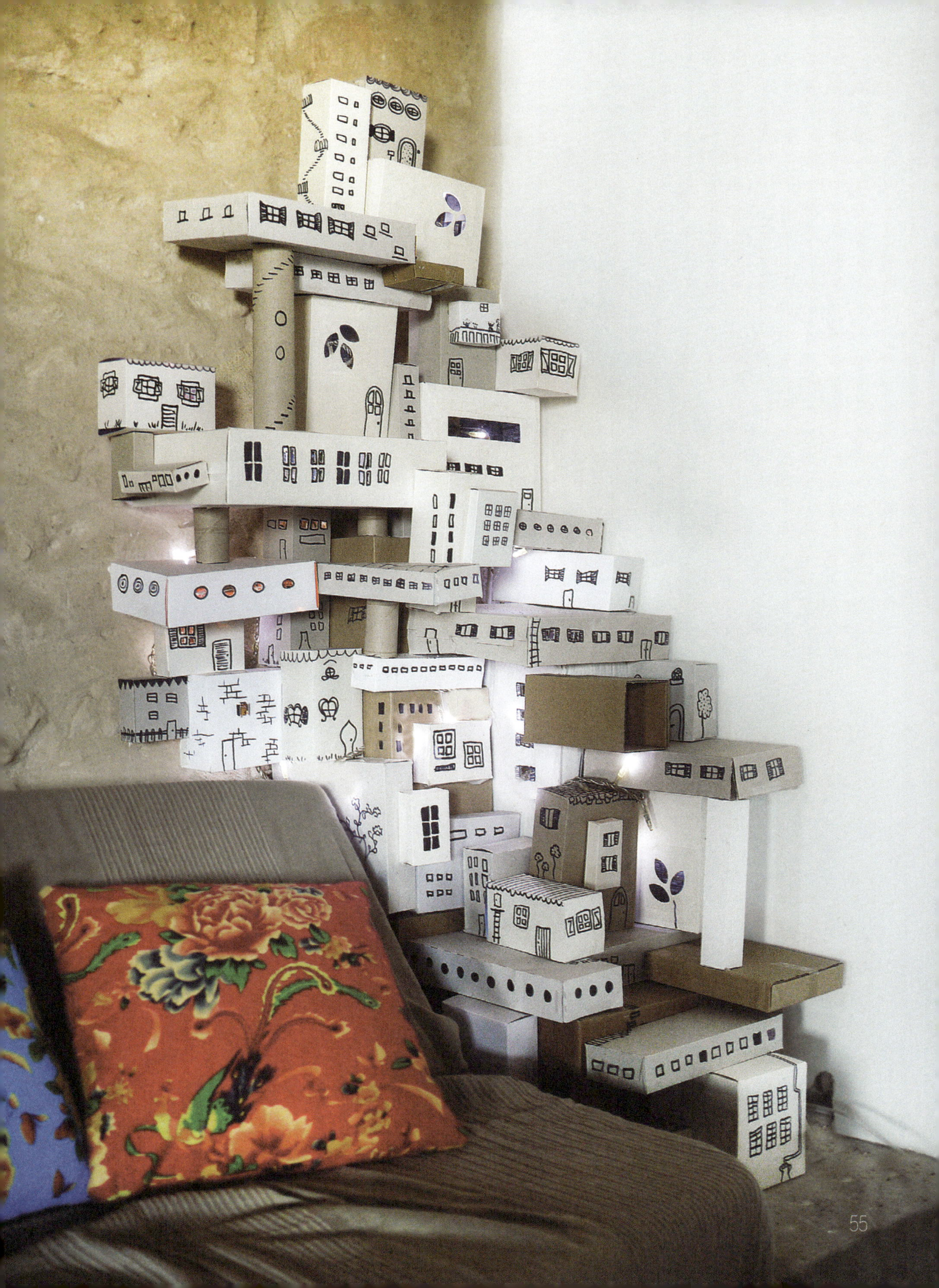

COMMENT FABRIQUER

une table en palette

ÉCOLOGIE ET ÉCONOMIES FONT SOUVENT BON MÉNAGE. C'EST LE CAS DES MEUBLES ET DES OBJETS QUE L'ON PEUT FABRIQUER À PARTIR DE MATÉRIAUX AU REBUT, COMME LES PALETTES, QUE L'ON VOIT FRÉQUEMMENT SUR LE TROTTOIR. LE JOUR OÙ VOUS EN REPÉREZ UNE DE PETITE TAILLE QUI SOIT PLEINE, PAS TROP AJOURÉE, REMONTEZ VOS MANCHES !

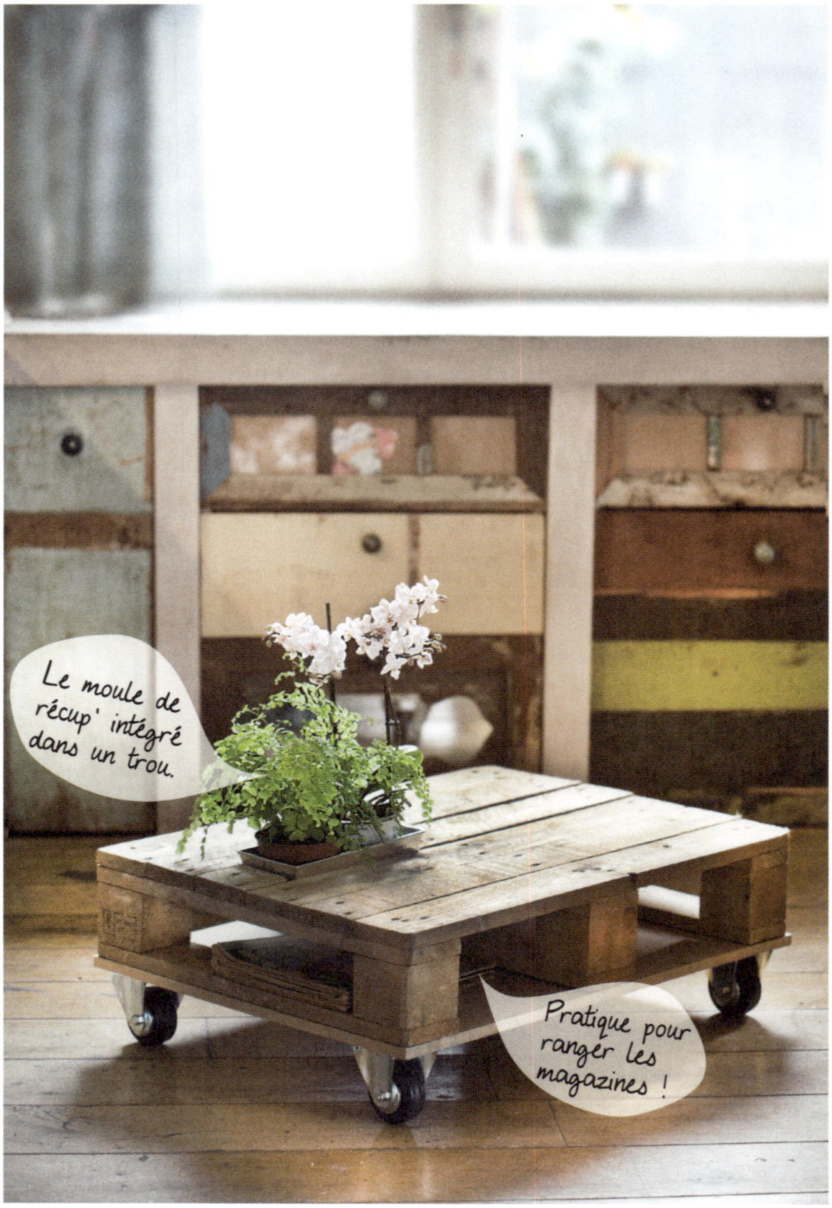
Le moule de récup' intégré dans un trou.
Pratique pour ranger les magazines !

MATÉRIEL

- UNE PETITE PALETTE PLEINE DE 60 X 80 CM
- UNE PLANCHE DE 60 X 80 CM
- UN MOULE À CAKE USAGÉ
- 4 GROSSES ROULETTES
- DU PAPIER DE VERRE
- UNE VISSEUSE-PERCEUSE
- UNE SCIE SAUTEUSE
- DES VIS À BOIS

1 Récupérer une palette pleine marquée du logo HT, qui signifie qu'elle a subi un traitement thermique. Les palettes de couleur sont hélas à éviter : elles portent le sigle BM, « bromure de méthyle », un traitement toxique.

2 Positionner le moule à cake à l'endroit souhaité pour faire le bac. Marquer les extrémités.

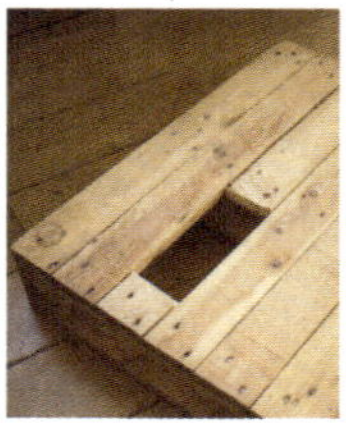

3 Percer 2 trous avec une mèche de 10 pour pouvoir y passer la lame de la scie sauteuse. Scier en suivant les deux tracés. On peut choisir d'encastrer complètement le moule ou de le faire dépasser un peu.

4 Poncer légèrement le bois avec du papier de verre.

5 Retourner la table, poser la planche et visser les roulettes dans les plots. Cette base permettra de ranger des choses dans l'épaisseur de la table.

6 Encastrer le moule dans le trou. Il peut servir de bac à plantes, comme sur la photo, ou bien de vide-poches, de pot à crayons pour les enfants ou de seau à glace pour l'apéro.

COMMENT FABRIQUER un déshumidificateur

UN DISPOSITIF TRÈS SIMPLE ET GRATUIT : LE SEL ATTIRE L'EAU, QUI S'ÉCOULE DANS L'ENTONNOIR.

MATÉRIEL

- UNE BOUTEILLE EN PLASTIQUE VIDE
- UN CUTTER
- DU GROS SEL
- UN MORCEAU DE GAZE
- UN ÉLASTIQUE
- DU MASKING TAPE (FACULTATIF)

1 Couper la bouteille au tiers environ de son sommet. (Sur la photo, pour des raisons esthétiques, on a utilisé les morceaux de deux bouteilles différentes.)

2 Fermer le goulot avec le morceau de gaze, maintenu en place par l'élastique.

3 Retourner cette partie supérieure, en forme d'entonnoir, et la caler sur ou dans la base de la bouteille.

4 Verser du gros sel dans l'entonnoir. C'est lui qui va attirer l'humidité, laquelle va s'écouler par le goulot dans le fond de la bouteille. Il faudra penser à la vider souvent.

5 Décorer le bord supérieur de l'entonnoir avec un morceau de masking tape à usage décoratif.

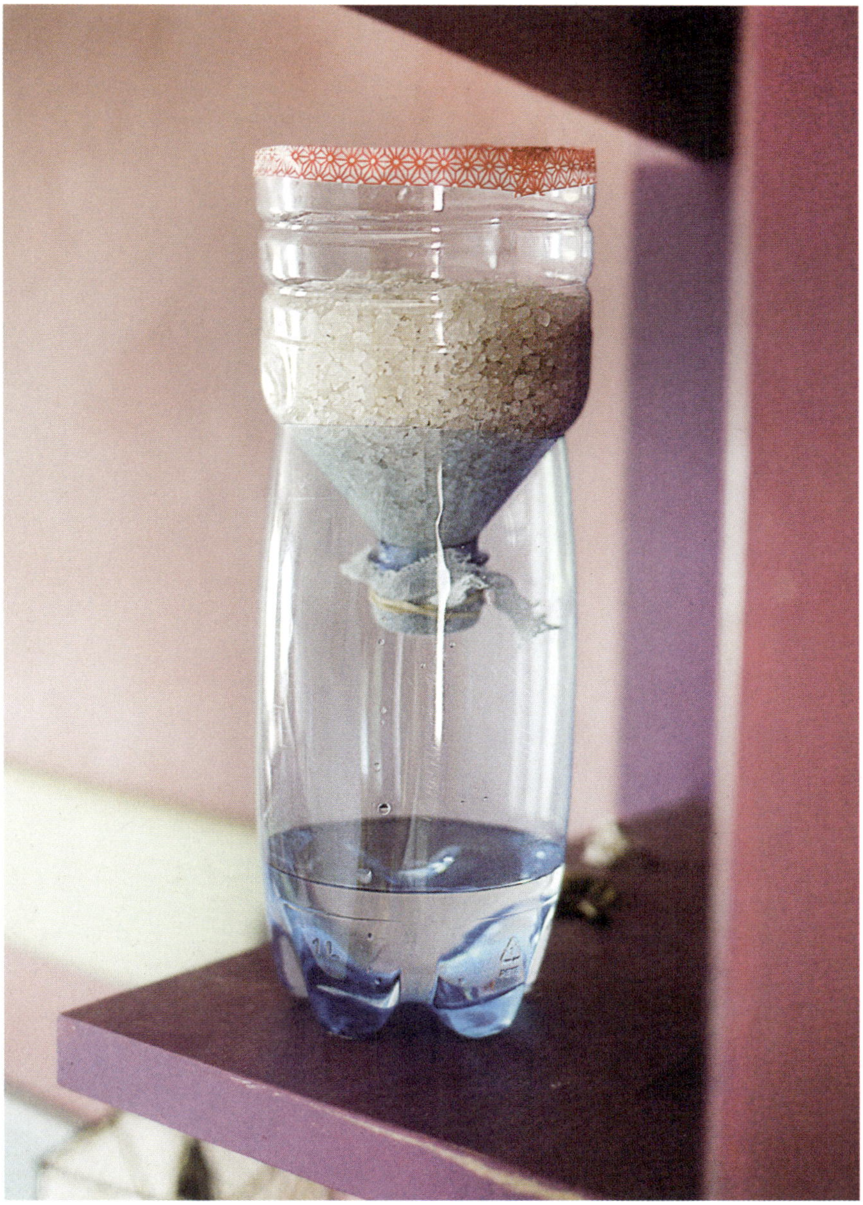

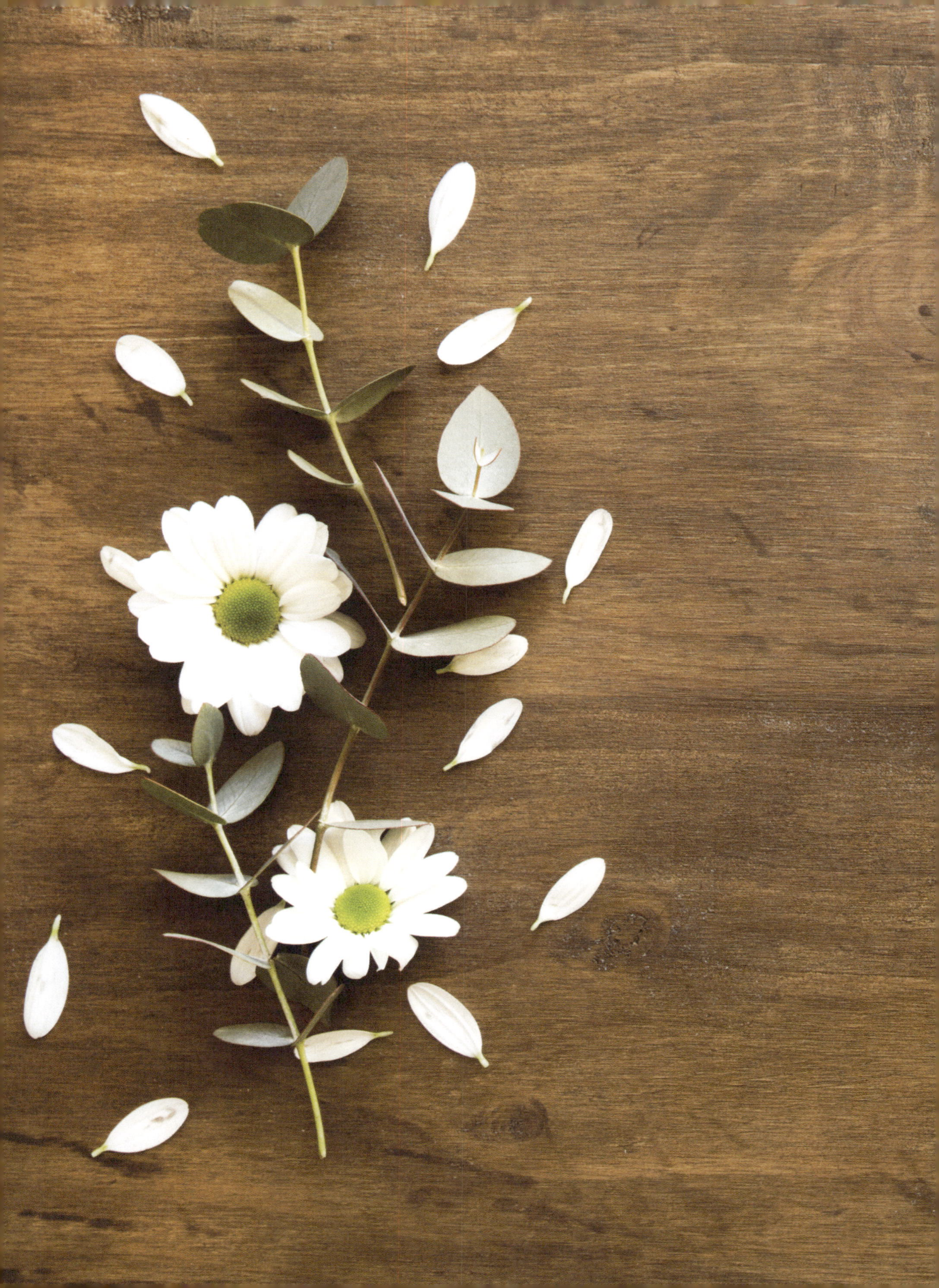

AU JARDIN

COMMENT FABRIQUER un rocket stove

ROCKET STOVE, C'EST QUOI, ÇA ? UN POÊLE À LA COMBUSTION SUPER-EFFICACE. TAILLE RÉELLE, IL CHAUFFE TOUTE UNE MAISON, SURTOUT QUAND IL EST PROLONGÉ DE BANQUETTES BIEN CHAUDES MAÇONNÉES EN TERRE... MMM ! VOICI ICI UNE VERSION MINIATURE POUR S'ENTRAÎNER AU JARDIN, AVANT D'ENTREPRENDRE LES TRAVAUX CHEZ SOI.

MATÉRIEL

- UNE BOÎTE DE CONSERVE GRAND FORMAT CLASSIQUE (H : 12 CM – D : 10 CM)
- UNE BOÎTE DE CONSERVE GRANDE ET HAUTE (TYPE CÉRÉALES POUR BÉBÉ, H : 17 CM – D : 10 CM)
- UNE BOÎTE DE CONSERVE GÉANTE (H : 24 CM – D : 15 CM, POUR COLLECTIVITÉ, VENDUE EN GRANDE SURFACE)
- UNE PINCE COUPANTE, UN SÉCATEUR OU DE BONS CISEAUX
- UNE PINCE
- DES GANTS DE PROTECTION
- UN FEUTRE
- DU SABLE (OU DE LA TERRE, DE LA CENDRE...)
- UNE RÂPE EN MÉTAL (OU AUTRE SUPPORT POUR LE FOYER POUVANT RENTRER DANS LA BOÎTE DE 10 CM DE LARGE)

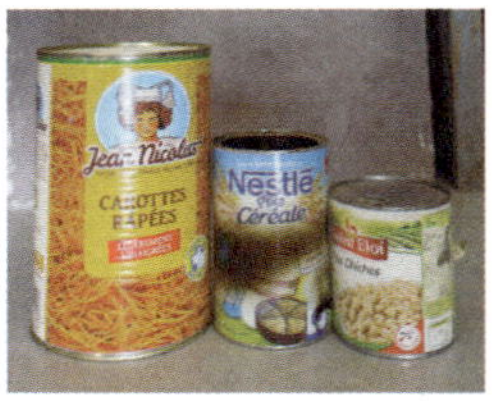

1 Ouvrir et vider les boîtes. La plus petite doit être ouverte des deux côtés.

2 La présenter contre la boîte XXL, perpendiculaire, à 5 cm de la base, et tracer le contour. Percer des rayons à l'intérieur de ce cercle, puis tailler les lamelles ainsi obtenues à 1 cm du cercle et les recourber : l'objectif est de pouvoir encastrer plus tard la petite boîte dans ce trou.

3 Procéder de même avec la boîte moyenne (trou tout en bas, cette fois). Y encastrer la boîte horizontale et marquer la courbe de la partie qui dépasse à l'intérieur. Découper ce segment et le retirer.

4 Pratiquer des encoches verticales en haut de la boîte XXL de façon à ménager quatre petites languettes rabattues vers l'intérieur. Tailler et percer le grand couvercle afin qu'il se positionne plus tard sur ces rabats, avec un large trou au centre.

5 Mettre du sable au fond de la boîte XXL jusqu'au trou. Poser la boîte haute dedans. Encastrer la boîte horizontale dans les deux trous. Combler l'interstice avec du sable. Rabattre les languettes et poser le couvercle.

6 On fait le feu sur la râpe (si elle est courbe, comme sur la photo, la poser sur un petit caillou). Le tirage est immédiat et excellent.

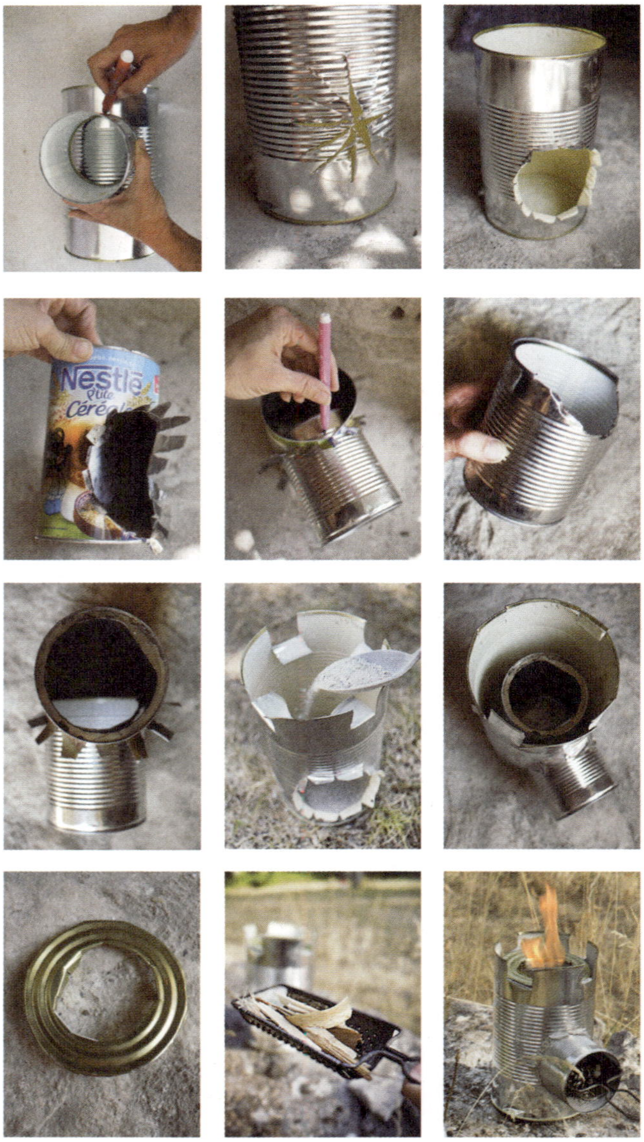

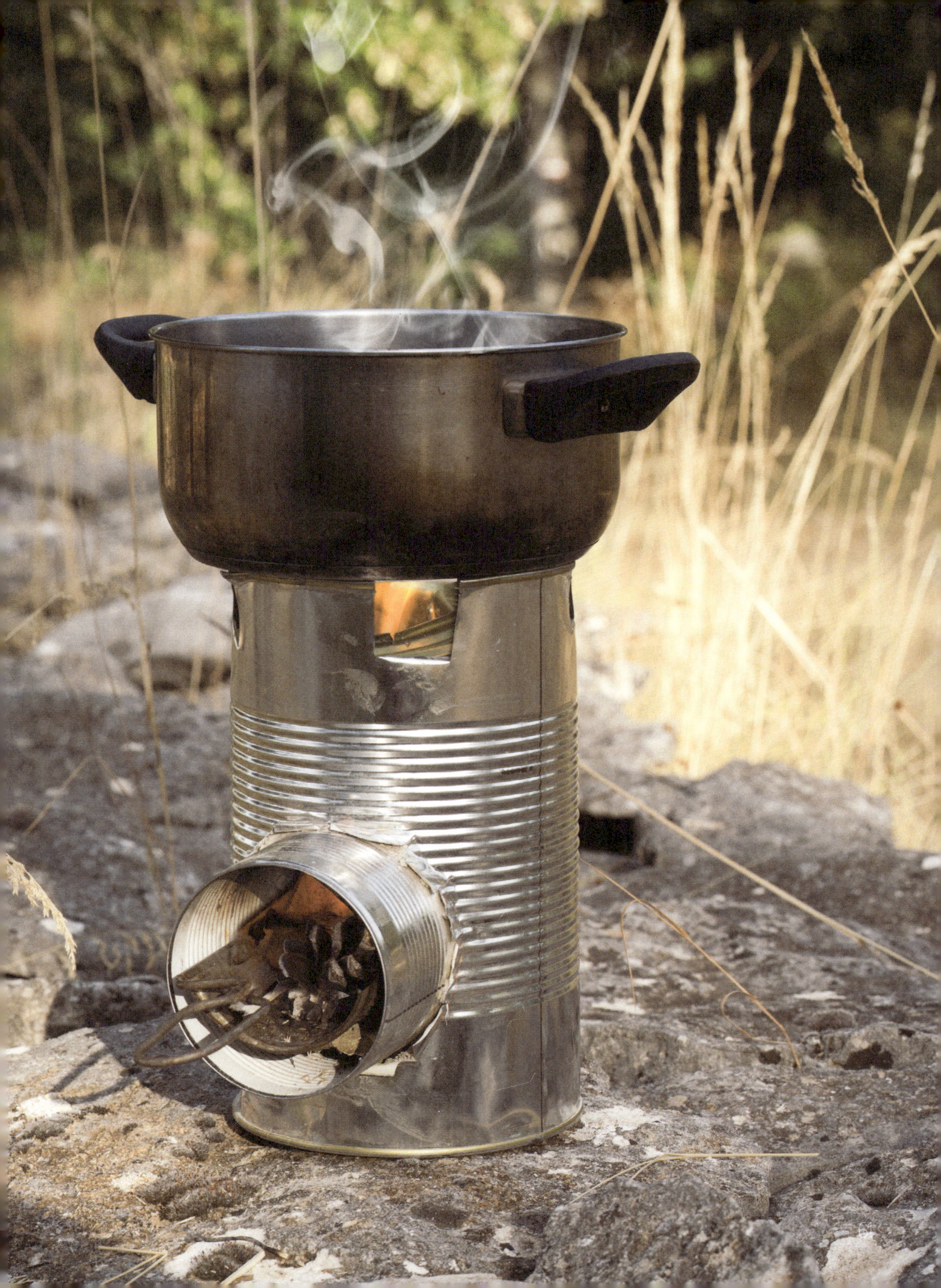

COMMENT CONFECTIONNER

des bombes de graines

AVEZ-VOUS DÉJÀ ENTENDU PARLER DE LA « GREEN GUERILLA » ?
ELLE CONSISTE À COMBATTRE LA GRISAILLE DES VILLES À L'AIDE DE BOMBES... DE GRAINES !
ON LES LANCE DANS LES TERRAINS VAGUES ET AUTRES RECOINS URBAINS
AFIN DE LES ENSEMENCER EN DOUCE. LES ENFANTS VONT ADORER JOUER À CETTE GUERRE-LÀ !

MATÉRIEL

- DE L'ARGILE EN POUDRE
- DU TERREAU
- DES GRAINES
- UN RÉCIPIENT POUR MÉLANGER
- UN VAPORISATEUR (FACULTATIF)

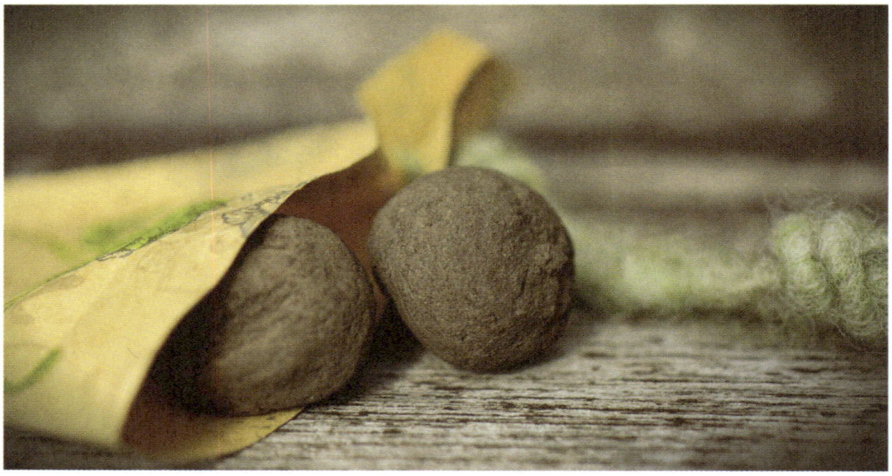

1 Mettre dans le récipient 2 volumes d'argile pour 1 volume de terreau. Ajouter quelques graines.

2 Verser un peu d'eau. Mélanger pour former une boule compacte. Ajouter de l'eau si nécessaire jusqu'à ce que la consistance soit assez compacte pour former une boule qui tient dans le creux de la main.

3 Laisser sécher 24 heures au moins afin que les bombes durcissent : elles seront plus faciles à manipuler, et surtout à lancer.

4 Se promener dans la ville entre les mois d'avril et de juin, et lancer les bombes dans les endroits qui semblent favorables. À la première pluie, les bombes de graines vont s'imbiber d'eau, l'argile va se déliter et la sphère s'ouvrir. Les semences bénéficieront ainsi de bonnes conditions pour germer et fleurir d'ici l'été.

Cette technique de semis est pratiquée depuis l'Antiquité égyptienne. Elle a été remise au goût du jour par Masanobu Fukuoka, célèbre défenseur de l'agriculture naturelle au Japon, puis elle est devenue une arme du mouvement new-yorkais The Guerilla Gardening à partir des années 1970. Aujourd'hui, elle est également pratiquée pour lutter contre la déforestation, notamment au Kenya.

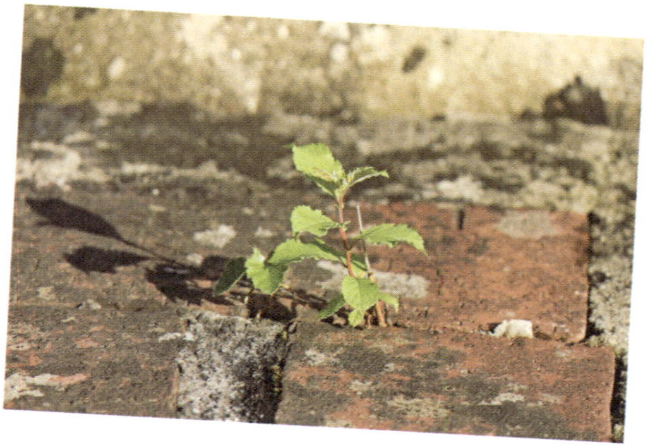

Comment fabriquer une mangeoire pour oiseaux

Bricoler à partir de matériaux qui se décomposent naturellement, comme l'écorce d'orange, le bois et la ficelle, c'est avoir le plaisir de créer des objets sans impact sur l'environnement. Ici pour donner un petit coup de main aux oiseaux quand ils peinent à trouver leur nourriture en hiver...

MATÉRIEL

- 1/2 ORANGE
- 1 BOULE DE GRAISSE AUX GRAINES POUR OISEAUX
- DES CURE-DENTS
- DE LA FICELLE

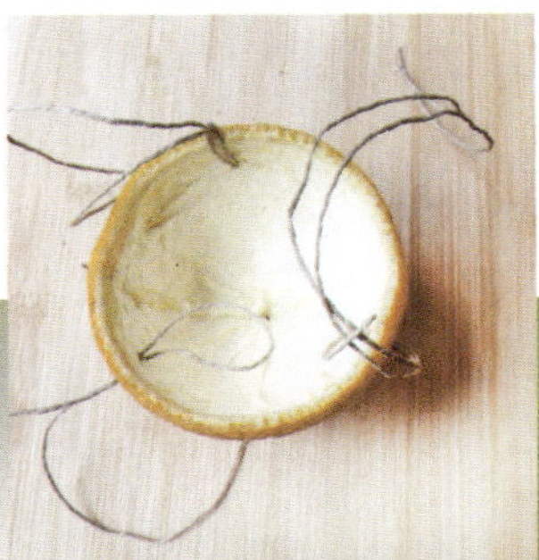

1 Couper en deux l'orange et évider proprement l'une des moitiés.

2 La percer de 3 trous équidistants, situés à 1 cm du bord.

3 Couper 3 brins de ficelle de 45 cm. Les plier en deux et passer les deux extrémités ensemble de chaque brin dans un trou de façon à obtenir une boucle, dans laquelle on passe les deux extrémités pour faire un nœud.

4 Nouer ensemble tous ces brins à une autre ficelle, qui permettra d'accrocher la mangeoire à une branche d'arbre.

5 Remplir la cavité de l'orange avec une boule de graisse aux graines, vendue en animalerie.

6 Piquer des cure-dents horizontalement, qui maintiendront la boule en place et serviront de perchoirs.

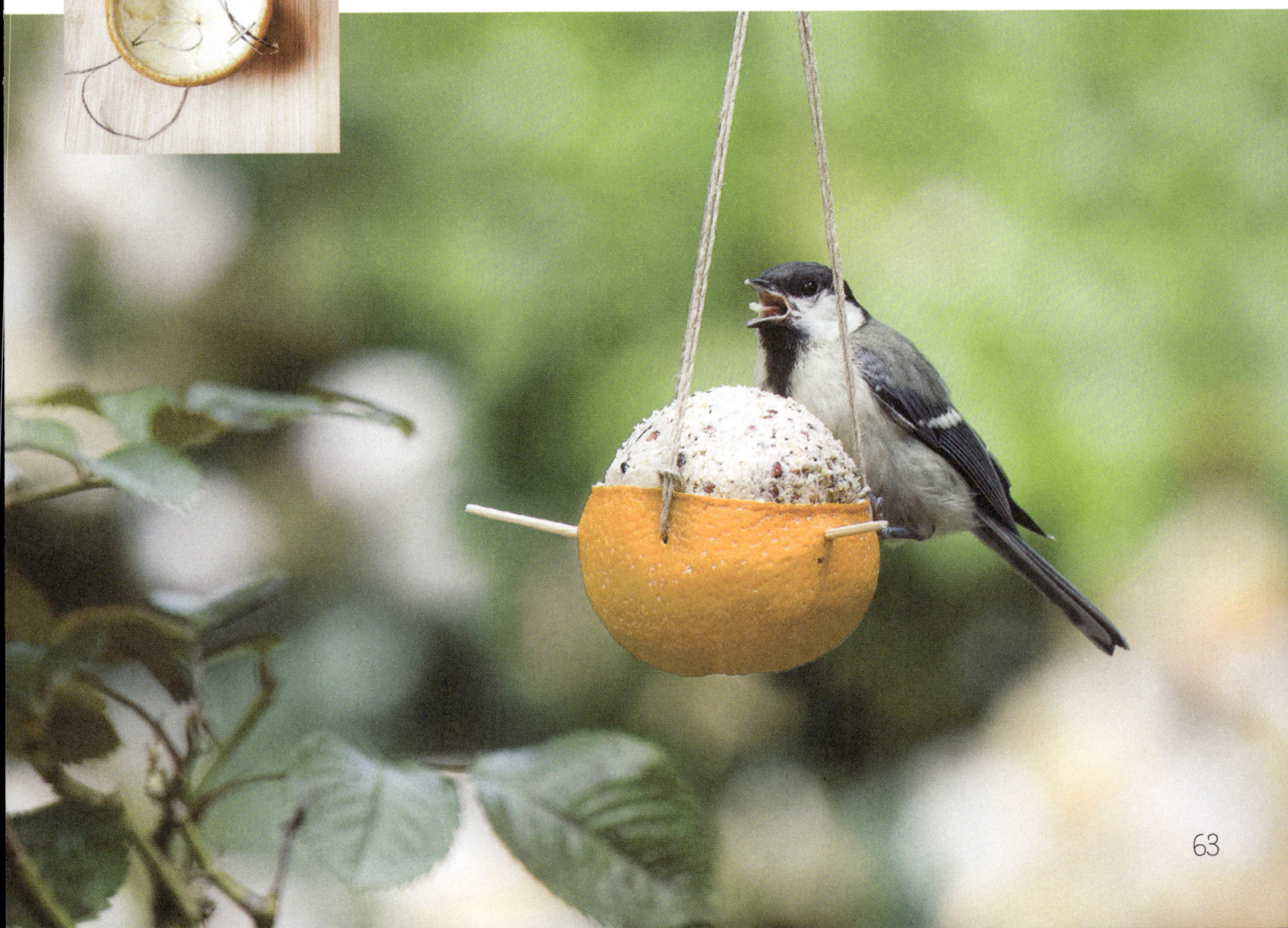

COMMENT FABRIQUER

des toilettes sèches

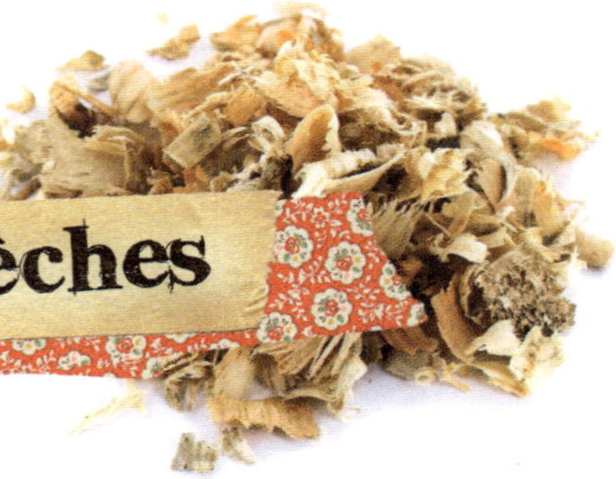

AUSSI CONFORTABLES QUE DES TOILETTES CLASSIQUES, MAIS AVEC PLEIN D'AVANTAGES.
PRIMO, PAS DE CONSOMMATION D'EAU.
DEUZIO, LE PLAISIR D'ALLER AU PETIT COIN DANS LA NATURE AVEC UNE BELLE VUE.
ET TERTIO, AVEC L'ASTUCE DE LA CABINE QUI COULISSE SUR LA FOSSE,
VOUS N'AVEZ PAS À METTRE LES MAINS DANS LA M... !

À RÉCUPÉRER

- UNE BÂCHE
- UNE PORTE
- UNE FENÊTRE (ICI UN SIMPLE CADRE VITRÉ)
- DES PLANCHES POUR RECOUVRIR LA FOSSE
- DES COPEAUX DE BOIS

À ACHETER

- DES CHEVRONS EN PIN TRAITÉ POUR L'EXTÉRIEUR
- DES PLANCHES DE COFFRAGE EN PIN (IDEM)
- DES PANNEAUX D'OSB OU AUTRES PLANCHES POUR LES BACS (CUVETTE ET COPEAUX)
- DES ÉQUERRES
- DES CLOUS ET DES VIS (SI POSSIBLE EN INOX)
- UN ABATTANT DE WC
- DES GONDS POUR LA PORTE
- DU SILICONE POUR LE FAÎTAGE (FACULTATIF)

MATÉRIEL

- UNE PIOCHE ET UNE BÊCHE OU UNE MINIPELLETEUSE
- UNE SCIE (UNE ÉGOÏNE PEUT SUFFIRE)
- UN MÈTRE, UNE ÉQUERRE ET UN CRAYON
- UN MARTEAU
- UN TOURNEVIS
- UNE AGRAFEUSE MURALE

DÉCO FACTULTATIVE

- DES RIDEAUX ET DES TRINGLES
- UNE LAMPE SOLAIRE POUR LE FRONTON

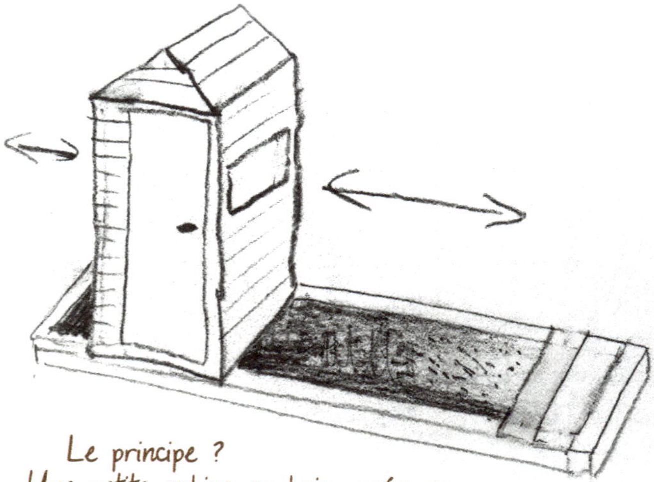

Le principe ?
Une petite cabine en bois posée sur une fosse rectangulaire recouverte d'un cadre. Quand la fosse est pleine sous la cabine, on pousse simplement celle-ci en la faisant glisser sur le cadre. On déplace donc les planches qui couvrent la fosse.

Exit la corvée de vidage du seau des toilettes sèches habituelles ! Une famille de 6 personnes qui utiliserait une fosse de 4 m de long et de 1 m de profondeur mettrait 2 ans à la remplir. Au bout de 2 ans, les excréments du début se sont transformés en terreau : c'est bien plus agréable à manipuler.

Un projet à réaliser à deux personnes au cours d'un week-end.

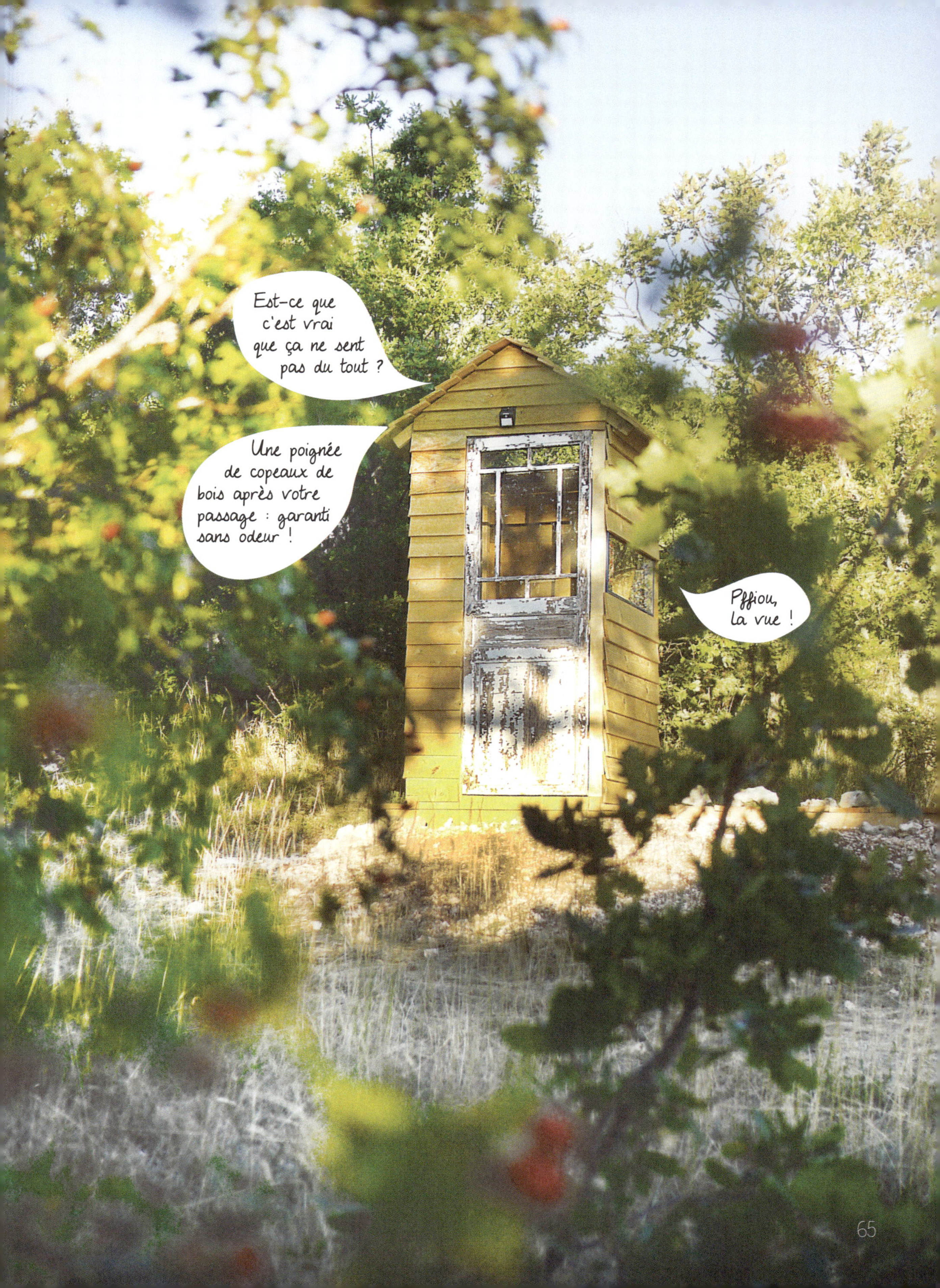
Est-ce que c'est vrai que ça ne sent pas du tout ?
Une poignée de copeaux de bois après votre passage : garanti sans odeur !
Pffiou, la vue !

1. Creuser un trou de 1 m de profondeur, de la largeur de la cabine (env. 1 m) et de 3 à 4 m de longueur. Selon la nature du sol, consolider les parois du trou (ici, au fond, par un muret de pierres sèches empilées). Veiller, à l'aide d'un niveau à bulle, que l'ensemble soit bien horizontal.

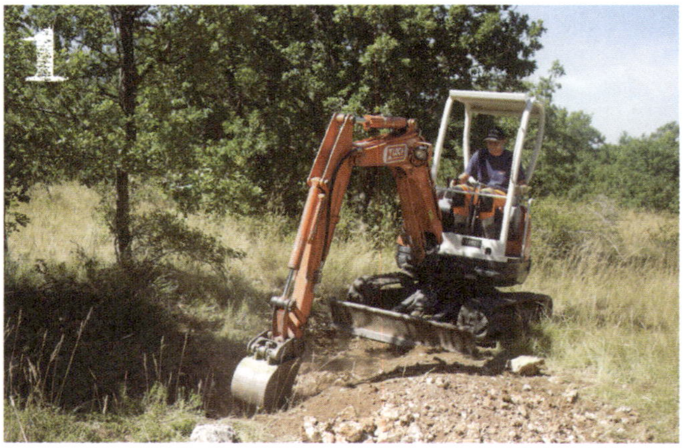

2. Assembler un cadre de chevrons en pin autoclave ou autre bois traité pour un usage extérieur, de la largeur de la cabine. Le faire reposer sur des pierres et non pas au contact de la terre.

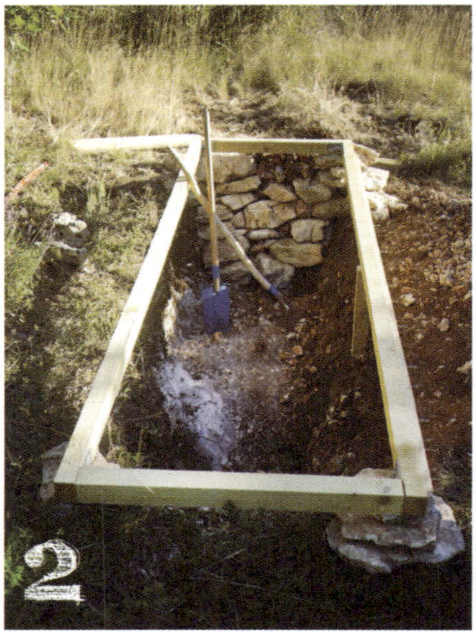

3. Construire la cabine à partir d'un cadre au sol, avec des poteaux aux angles et des renforts horizontaux sur tous les pans, sauf celui de la porte, ainsi que les montants du toit.

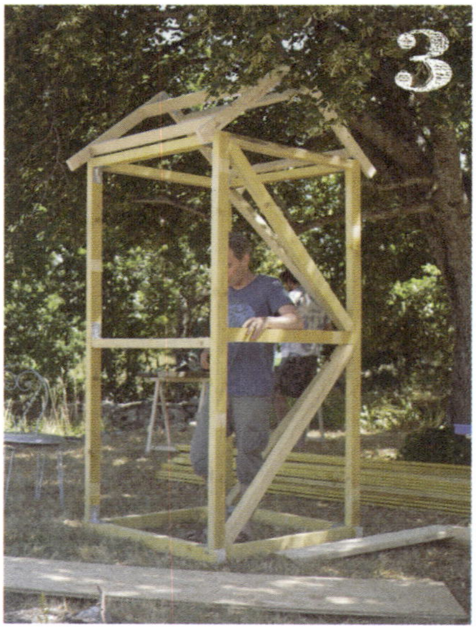

4. Les chevrons sont assemblés au moyen d'équerres et de vis en inox. Les contreforts en diagonale assurent la solidité de la cabine, qui doit résister au vent.

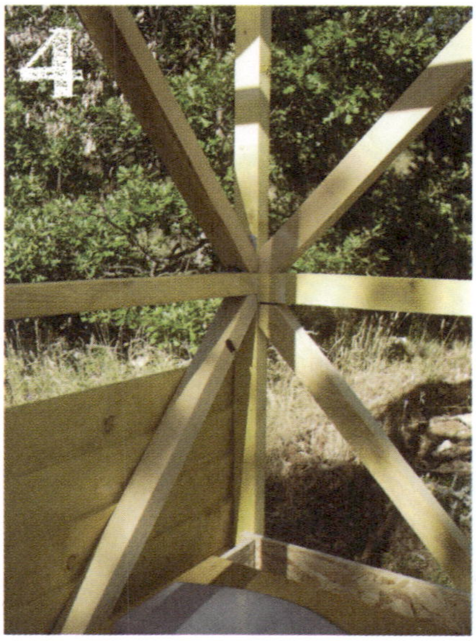

5. Le sol est fait de planches de pin clouées. Le support de la cuvette est un caisson d'OSB. Le bac à copeaux est étroit et tout en longueur, sur le côté.

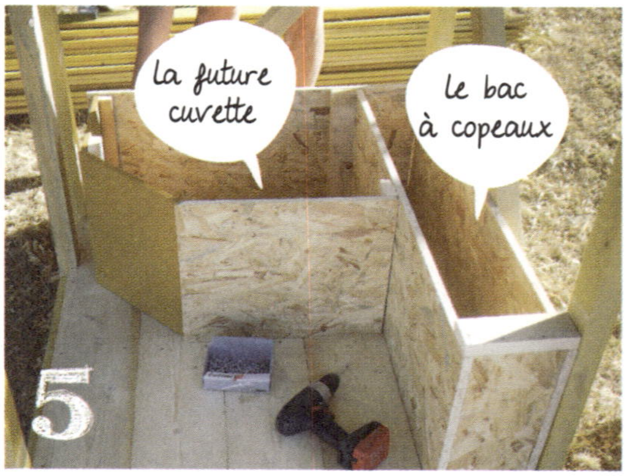

6. Pour l'étanchéité du toit, une simple bâche de récupération en PVC, doublée, est agrafée sur les montants, puis découpée au cutter.

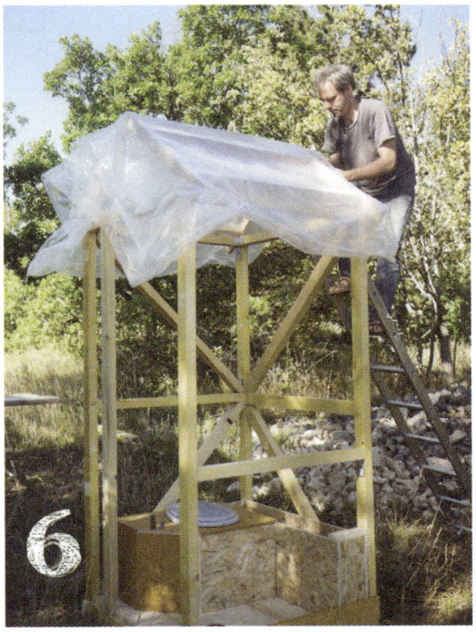

7. Les planches de pin sont clouées en partant du bas, tout en ménageant un espace pour une fenêtre, qui sera réalisée avec un cadre mural décoratif récupéré.

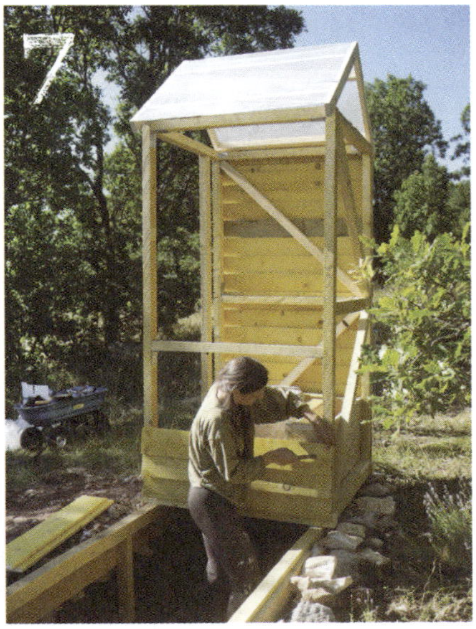

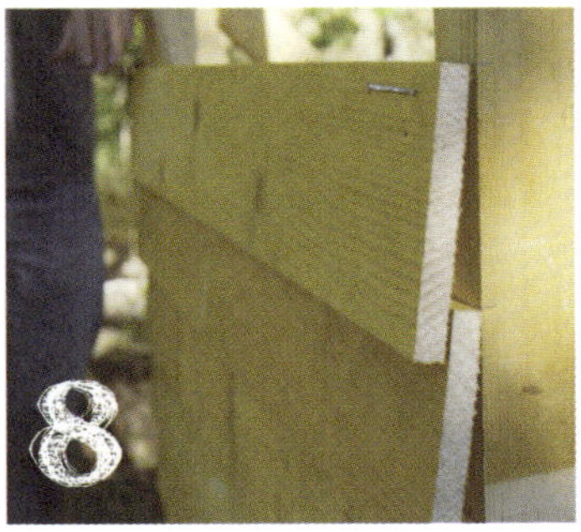

8. Pour assurer l'étanchéité, veiller à faire se superposer les planches de façon que la planche supérieure masque le clou de la planche inférieure.

9. Le toit est également constitué de planches superposées, en commençant par le bas. On peut protéger le faîtage avec du joint silicone.

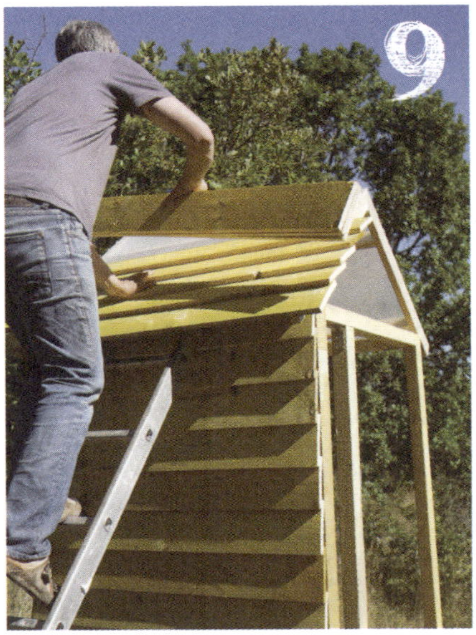

10. Fixer l'abattant et les tringles à rideaux, ainsi qu'une porte de récupération, à l'aide de trois gonds. À l'extérieur, au-dessus de la porte, on a installé une petite lampe solaire à détecteur de mouvement.

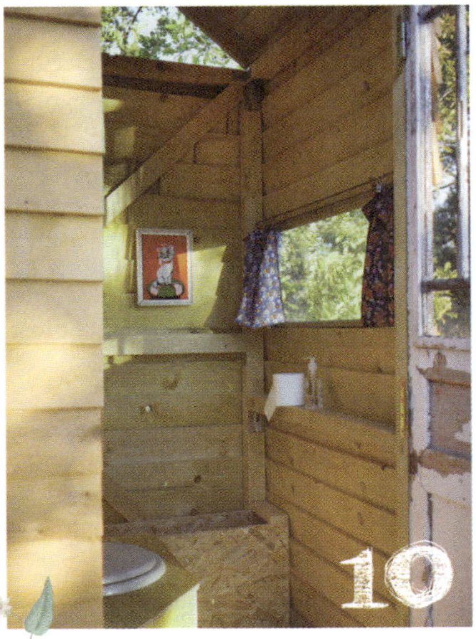

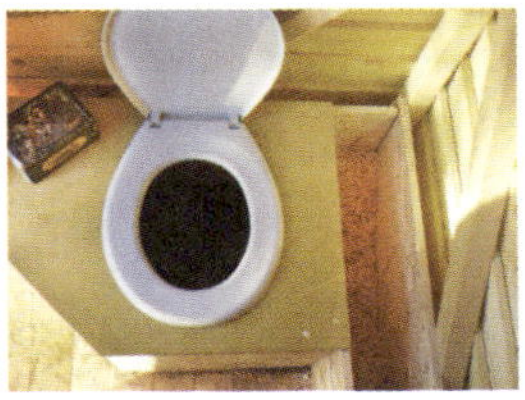

11. Recouvrir la fosse avec des planches sans les clouer (elles sont ici maintenues par des gros cailloux) : il faut pouvoir les enlever afin de déplacer la cabine en la faisant glisser sur le cadre.

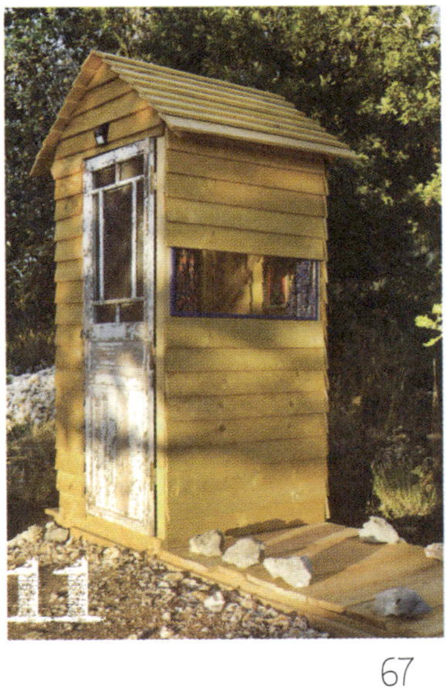

Comment fabriquer une douche solaire

QUELQUES EXPLICATIONS SOMMAIRES POUR DONNER ENVIE DE SE RENSEIGNER SUR COMMENT BRICOLER UNE DOUCHE D'EXTÉRIEUR RACCORDÉE AU RÉSEAU DE LA MAISON. LE SOUCI, AVEC LE CHAUFFAGE SOLAIRE D'APPOINT, C'EST QUE L'EAU PEUT DEVENIR VRAIMENT BRÛLANTE, D'OÙ L'INSTALLATION DU ROBINET DOUBLE. IL Y A PLEIN D'AUTRES SOLUTIONS, CERTAINES PLUS SIMPLES (UN BIDON NOIR SUSPENDU), D'AUTRES PLUS ABOUTIES (UN RÉSERVOIR AVEC THERMOSIPHON).

MATÉRIEL

- DES POTEAUX
- DES DOSSES ET DES PLANCHES
- DES PORTES DE RÉCUP'
- DES PAUMELLES EN T (CHARNIÈRES)
- UN TRÈS LONG TUYAU NOIR SOUPLE
- UN RACCORD DE TUYAU EN T
- UN KIT DE DOUCHE AVEC ROBINET DOUBLE
- UNE PALETTE
- DU FIL MÉTALLIQUE INOXYDABLE
- DES VIS ET UNE PERCEUSE-VISSEUSE
- UN CAILLEBOTIS

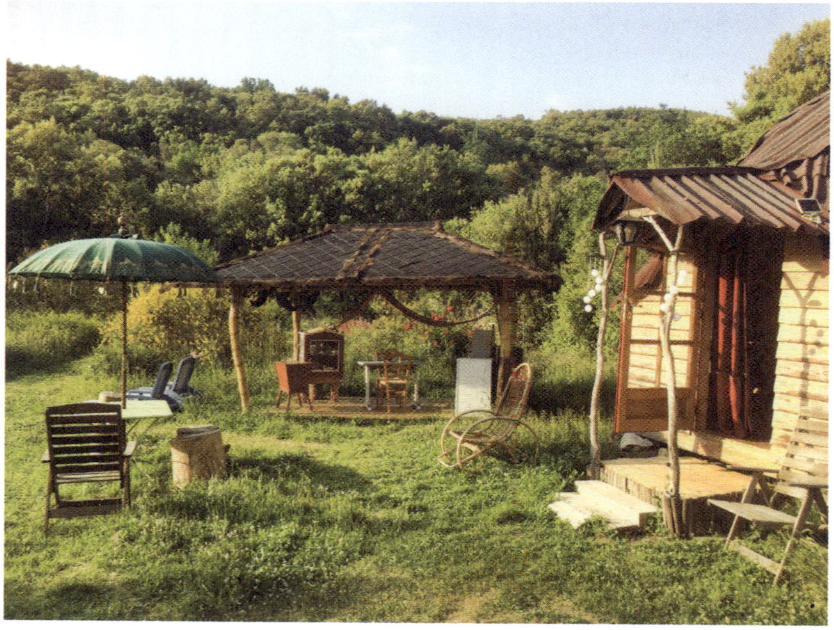

Pour inspiration, l'aménagement du jardin où est installée la douche solaire : une cabane en forme de zome et une cuisine d'extérieur sur une simple terrasse couverte.

1 Construire une petite cabine en bois à partir de 4 poteaux enfoncés dans le sol et 3 murs en dosses ou en planches.

2 Y installer les portes de récup', les paumelles vissées sur les montants.

3 Fixer au robinet de la maison un T d'où partiront 2 tuyaux : l'un qui conduira l'eau froide, que l'on enterrera dans le jardin, et l'autre, très long, qui serpentera au soleil pour chauffer l'eau.

4 Visser un cadre autour d'une palette qui servira de support au serpentin de tuyau d'eau chaude. Enrouler celui-ci en spirale et l'attacher avec du fil métallique. Exposer ce panneau au soleil.

5 Raccorder les deux tuyaux (eau chaude et eau froide) au robinet et fixer celui-ci, ainsi que le kit complet, à la paroi de la douche.

6 Poser au sol le caillebotis et utiliser des produits naturels pour se laver, car l'eau s'écoulera dans le jardin.

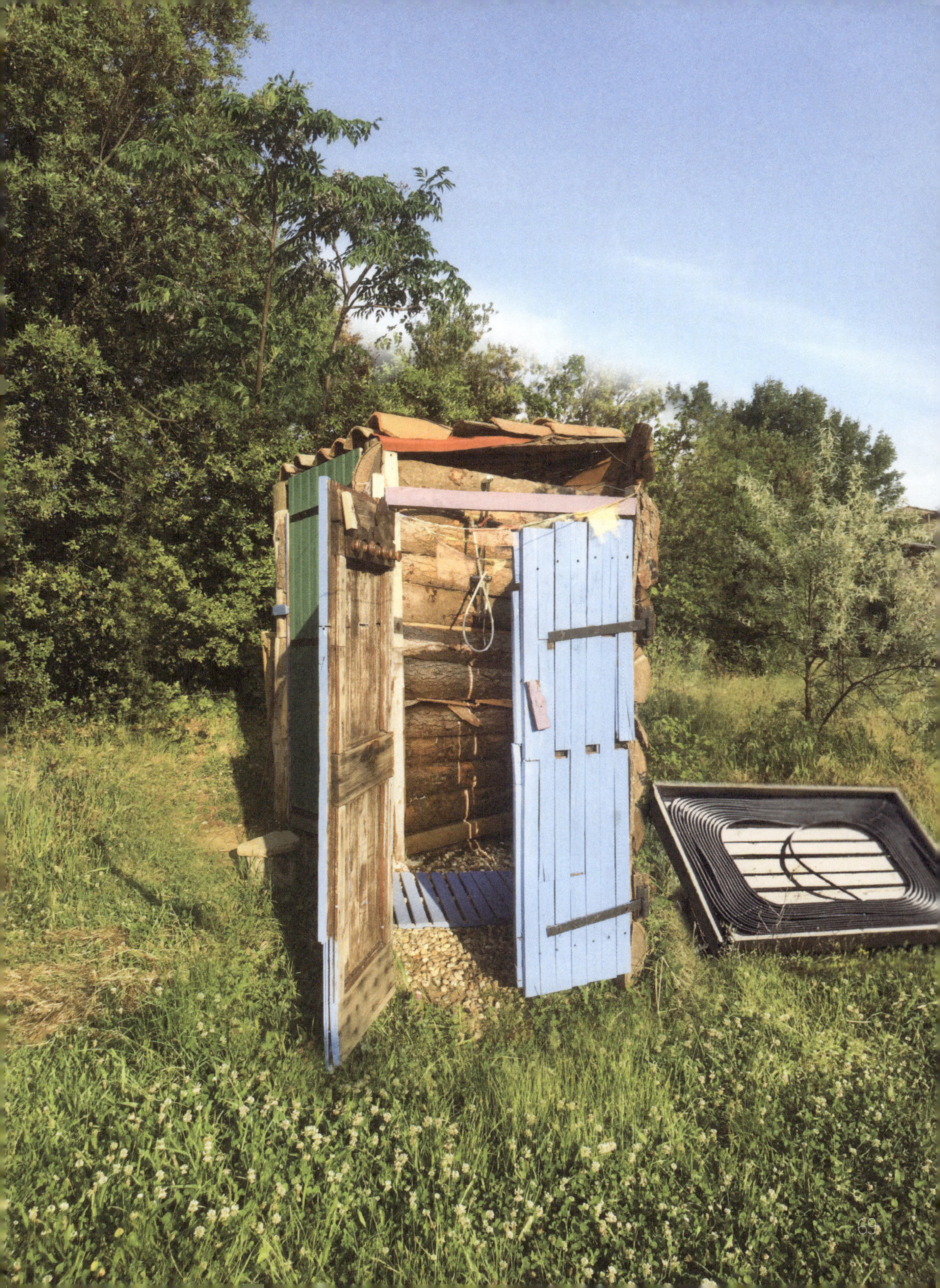

COMMENT FABRIQUER un composteur

QUE L'ON SOIT JARDINIER OU NON, UN BAC À COMPOST N'A PAS SEULEMENT POUR OBJECTIF DE PRODUIRE DU TERREAU FERTILE, MAIS AUSSI DE RÉDUIRE LES DÉCHETS, ET NOTAMMENT LES DÉCHETS ORGANIQUES HUMIDES (LES ÉPLUCHURES), QUI CONSOMMENT INUTILEMENT DE L'ÉNERGIE POUR ÊTRE BRÛLÉS.

MATÉRIEL

- DES TASSEAUX
- DES PLANCHES
- DEUX CHARNIÈRES
- DES VIS ET UNE VISSEUSE
- UNE SCIE ÉGOÏNE
- FACULTATIF : UN PETIT MEUBLE DE RÉCUP'

1 Le principe est extrêmement simple : il suffit de fabriquer un coffre non étanche, pour que l'air circule, et sans fond, à poser directement sur la terre, pour faciliter la vie des vers de terre. Quand on habite en ville, il suffit d'ouvrir l'œil : il se présentera bien, sur un trottoir, un petit meuble à jeter qu'on pourra adapter. Sinon, on peut tout simplement fabriquer un parallélépipède avec des tasseaux.

2 Sur la photo, il s'agit à la base d'une petite étagère dont on a coupé les pieds et qu'on a retournée. Les interstices entre les planches ont été comblés par des tasseaux, et les deux autres faces sont faites de planches de coffrage.

3 Le couvercle tient avec deux charnières. Il n'est pas nécessaire qu'il soit étanche.

4 En bas, on peut réaliser une trappe pour récupérer le terreau. Ici, pour commencer, une simple planche vissée horizontalement, qui se perfectionnera le moment venu (le terreau met plusieurs mois à se constituer). Parfois, il vaut mieux faire vite et sommairement plutôt que d'envisager un projet de construction « parfait » mais qu'on diffère sans cesse du fait de sa complexité.

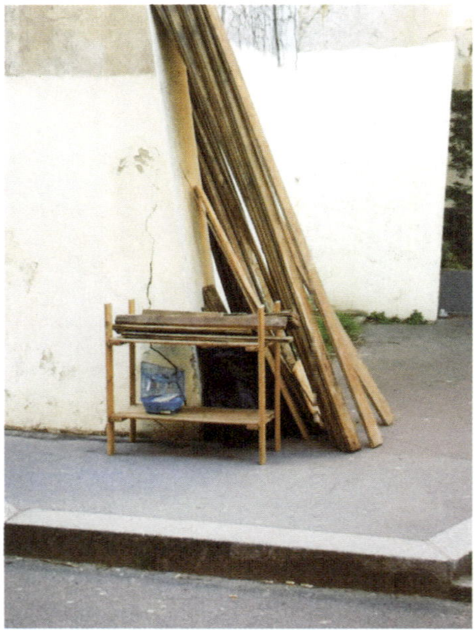

Un exemple de la fascinante loi de l'attraction ou plus simplement de la pensée positive : décider qu'il est possible de trouver sur le trottoir de quoi réaliser un projet. Pris en photo avec mon téléphone, un véritable kit à composteur (petit meuble et planches) trouvé le lendemain du jour où j'ai pris la décision d'en fabriquer un prochainement... Faites-vous confiance et ouvrez l'œil : on peut faire feu de tout bois !

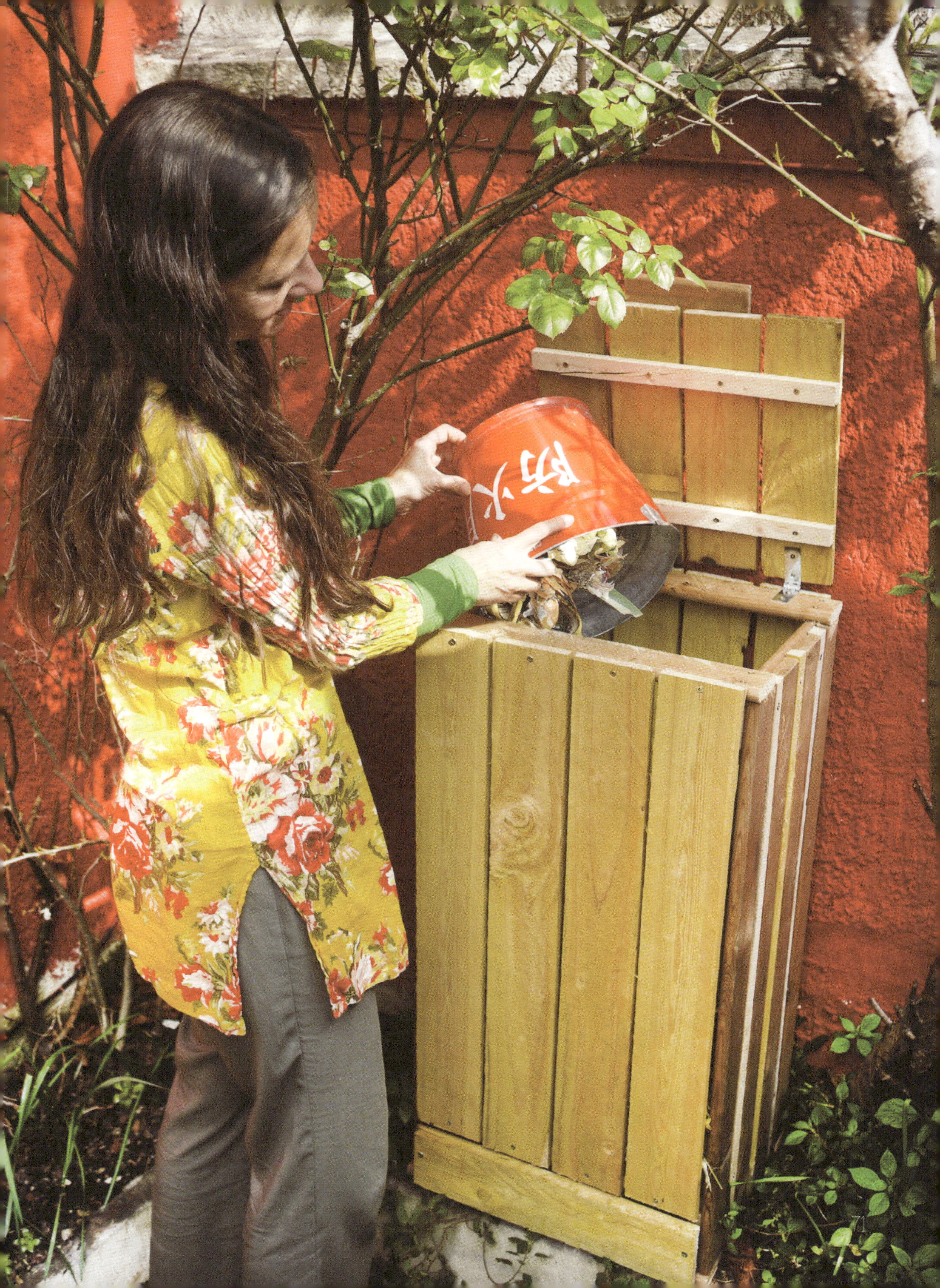
防火

INDEX